CHRISTINA CASAGRANDE

Bachblüten

in Schwangerschaft, Geburt und Stillzeit

Sanfte Hilfe und innere Stärke für werdende Mütter

Kompakt-Ratgeber

Haben Sie Fragen an Christina Casagrande?
Anregungen zum Buch?
Erfahrungen, die Sie mit anderen teilen möchten?

Nutzen Sie unser Internetforum:
www.mankau-verlag.de

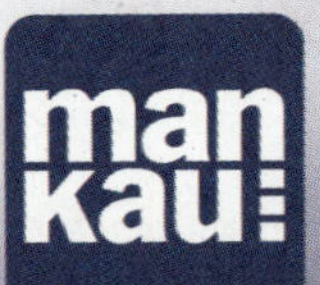

Impressum

Bibliografische Information der Deutschen Nationalbibliothek
Die Deutsche Nationalbibliothek verzeichnet diese Publikation in der Deutschen Nationalbibliografie; detaillierte bibliografische Daten sind im Internet über http://dnb.d-nb.de abrufbar.

Christina Casagrande
Bachblüten in Schwangerschaft, Geburt und Stillzeit
Sanfte Hilfe und innere Stärke für werdende Mütter
Kompakt-Ratgeber
ISBN 978-3-86374-432-8
1. Auflage März 2018

Mankau Verlag GmbH
D-82418 Murnau a. Staffelsee
Im Netz: www.mankau-verlag.de
Internetforum: www.mankau-verlag.de/forum

Redaktion: Julia Feldbaum, Augsburg
Endkorrektorat: Susanne Langer M. A., Germering
Cover/Umschlag: Andrea Barth, Guter Punkt GmbH & Co. KG, München
Layout: X-Design, München
Satz und Gestaltung: Lydia Kühn, Aix-en-Provence, Frankreich
Energ. Beratung: Gerhard Albustin, Raum & Form, Winhöring

Bildnachweis:
© Donato Casagrande: 10, 14
© Raffaella Sirtoli: 27, 28, 30, 31, 33–42, 44, 45, 47–53, 57–59, 61, 62, 64–80, 82, 83, 85–96, 98–100, 102, 104–107 (oben), 109–125
© Can Stock Photo: famveldman: 4, 5, 22–23; totalpics: 107 (unten)
© Colourbox: 4, 6–7, 55, 60

Druck: Westermann Druck Zwickau GmbH, Zwickau/Sachsen

»Ich bin ein Öko-Buch!«
Das im Innenteil eingesetzte EnviroTop-Recyclingpapier wird ohne zusätzliche Bleiche, ohne optische Aufheller und ohne Strichauftrag produziert. Es besteht zu 100 % aus recyceltem Altpapier und entstammt einer CO_2-neutralen Produktion. Das Papier trägt das Umweltzeichen »Der blaue Engel«.

Hinweis für die Leser:
Die Autorin hat bei der Erstellung dieses Buches Informationen und Ratschläge mit Sorgfalt recherchiert und geprüft, dennoch erfolgen alle Angaben ohne Gewähr. Verlag und Autorin können keinerlei Haftung für etwaige Schäden oder Nachteile übernehmen, die sich aus der praktischen Umsetzung der in diesem Buch vorgestellten Anwendungen ergeben. Bitte respektieren Sie die Grenzen der Selbstbehandlung und suchen Sie bei Erkrankungen einen erfahrenen Arzt oder Heilpraktiker auf.

Vorwort

Bachblüten begleiten mich seit vielen Jahren bei meiner therapeutischen Tätigkeit. Ich verordne sie gern – zaubern sie doch immer ein Lächeln auf das Gesicht der Menschen, beschleunigen den Heilungsverlauf körperlicher Beschwerden und mildern seelisches Leid.
Nur wenn seelische Wunden beachtet und behandelt werden, kann echte körperliche Heilung stattfinden.
Als Heilpraktikerin durfte ich vielen meiner Patientinnen während Schwangerschaft und Stillzeit mit Bachblüten zur Seite stehen. Es war mir aber ein Anliegen, Ihnen einen Ratgeber zu übergeben, der auf möglichst breiter Basis von Erfahrungen ruht.
So danke ich Christine Maek, die aus ihrer über 30-jährigen Berufserfahrung als Hebamme mit Ratschlägen zu diesem Buch beigetragen hat. Ebenso danke ich Julia Preu, die durch ihre Auslandserfahrungen als Hebamme zusätzliche Facetten hinzufügte. Und ich danke all jenen Kolleginnen, die mir erzählten, was sie sich als Schwangere, Gebärende und stillende Mutter wirklich an Hilfe gewünscht hätten. Ihre Berichte und Erfahrungen sind in diesem Ratgeber mit eingeflossen.

Ich wünsche Ihnen und Ihrem Kind alles Gute.

Christina Casagrande

Inhalt

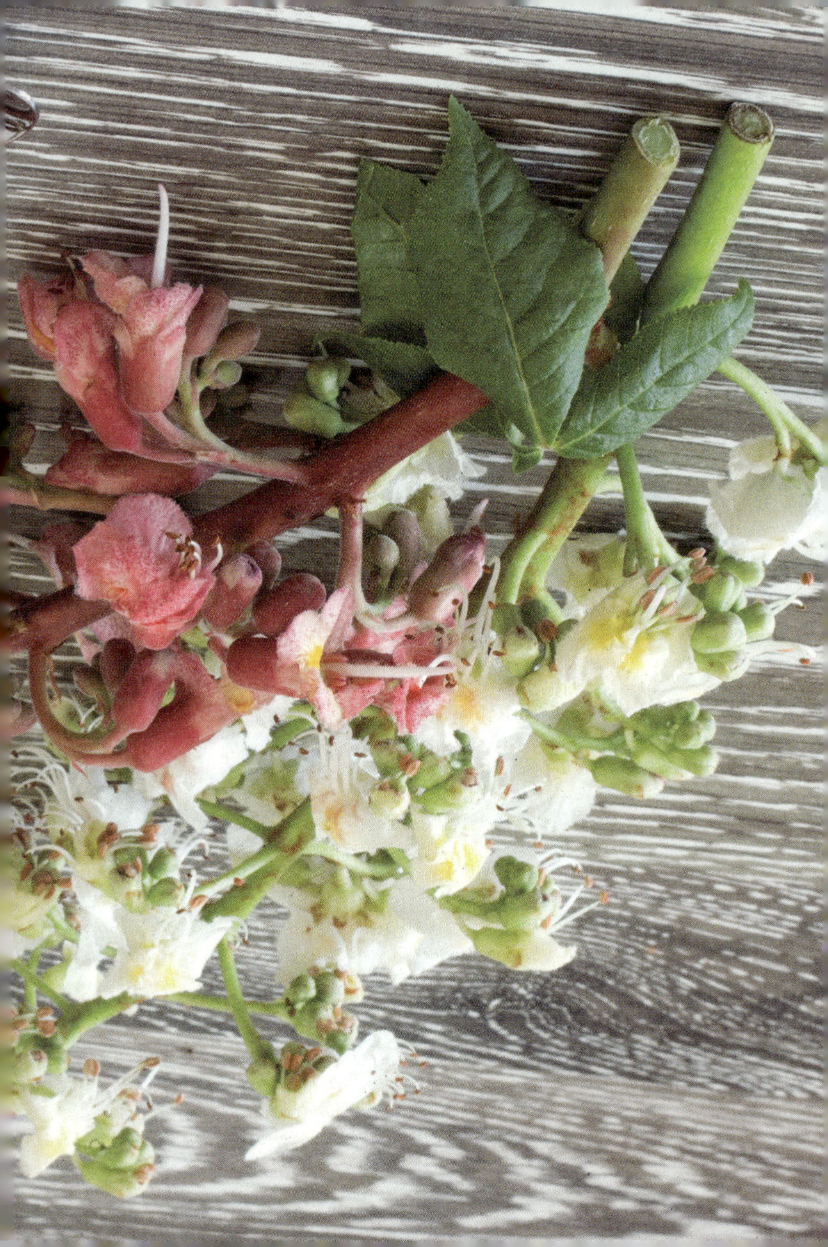

Bachblüten verstehen und anwenden

Was sind eigentlich Bachblüten? Lernen Sie sie in diesem Kapitel kennen, und erfahren Sie alles darüber, wie man sie bei werdenden Müttern und Säuglingen zielführend nützen kann.

Helfer in allen Lebenslagen

Oft wird mir die Frage gestellt, ob es sich bei Bachblüten um Blumen handelt, die im Wasser oder in dessen Nähe wachsen – etwa in oder an einem Bach. Tatsächlich aber tragen sie diesen Namen, weil deren Auswahl und Herstellungsverfahren auf Dr. Edward Bach (1886–1936) zurückgeht. Er selbst nannte seine Zubereitungen »Flower Remedies«, was man mit »Blüten-Heilmittel« übersetzen kann.

Edward Bach wollte von Jugend an Arzt werden und Menschen helfen. Um sich sein Medizinstudium zu verdienen, arbeitete er zunächst in der Messinggießerei seines Vaters. Dort erlebte er eindrücklich die sozialen Nöte der Arbeiterklasse der damaligen Zeit. Er unterhielt sich gern mit Menschen aller sozialen Schichten und lernte ihre Sorgen, Entbehrungen, ihre körperlichen und vor allem seelischen Leiden kennen. Diese Nähe zu Menschen behielt er auch während seines Studiums und später als Arzt bei. Er nahm sich viele Stunden Zeit, an Krankenbetten zu sitzen und den persönlichen Schicksalsgeschichten von Menschen zu lauschen und wurde so in den 1920er-Jahren zu einem erfolgreichen Arzt in London.

Die Fähigkeit, mit offenem Herzen zuzuhören, lehrte ihn etwas sehr Entscheidendes: Er erkannte, dass Krankheit im seelischen Bereich beginnt und von dort aus den Körper ins Ungleichgewicht geraten und erkranken lässt. Darüber hinaus beobachtete er bei Patienten mit derselben Erkrankung unterschiedliche Heilungsverläufe, selbst wenn sie gleich behandelt wurden. Wodurch sich die Patienten unterschieden, war ihre Darmflora. Bei weiteren Untersuchungen stellte er eine Übereinstimmung zwischen bestimmten emotionalen Mustern der Patienten und der Kombination unterschiedlicher Bakterienstämme in der Darmflora fest. Zunächst arbeitete er mit entsprechenden Nosoden (zur Medikation aufbereitete Darmbakterien), um das gestörte Gleichgewicht der Darmflora wieder herzustellen – und dies mit großem Erfolg. Aber er war seiner Zeit weit voraus.

Was wissen wir heute?

Heute können wir das komplizierte Zusammenspiel zwischen Mensch und Mikrobiom erforschen, von einem umfassenden Verständnis sind wir aber noch weit entfernt. Zu seiner Zeit und mit seinen Möglichkeiten war Dr. Bach mit der Nosoden-Therapie letztendlich unzufrieden. Sie war zum einen für die Anwendung durch Laien zu kompliziert, zum anderen war nach seinen Beobachtungen eine tief greifende Heilung nur über das Einbeziehen der seelisch-emotionalen Ebene möglich. Soweit es ihm seine ärztliche Tätigkeit erlaubte, verbrachte er seine Freizeit außerhalb Londons in unberührter Natur und fand dort intuitiv Wildpflanzen, deren Heilkraft er erspürte. 1930 gab er seine gut gehende Arztpraxis in der Stadt auf und ging fast mittellos aufs

Land. Er hatte sein ganzes Geld in Forschungsarbeiten investiert. Das kleine Häuschen südlich von Oxford, umgeben von einem bezaubernden Garten, in dem auch heute noch viele der Bachblüten wachsen, baute er selbst und nannte es »Mount Vernon«. Ebenso schreinerte er sich die wichtigsten Möbelstücke und lebte zurückgezogen ein karges Leben bis zu seinem frühen Tod 1936. Mount Vernon beherbergt heute ein kleines Museum und das Bach Centre, in dem die Bachblütenkonzentrate hergestellt und Ausbildungen angeboten werden.
Es gelang Dr. Bach in seinen letzten sechs Lebensjahren, insgesamt 38 Blüten zu finden. Aus diesen bereitete er mit reinem Quellwasser und der Energie der Sonne oder des Feuers (Kochmethode) Tinkturen zu, konservierte sie mit Brandy und stellte auf diese Weise die Bachblütenkonzentrate her.

Dr. Bachs Arbeitszimmer in »Mount Vernon«

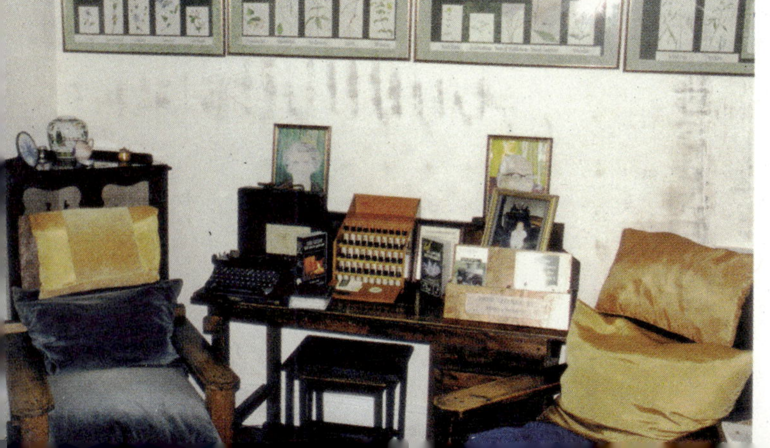

INFO

BACHBLÜTEN FÜR JEDERMANN?

Bachblüten gehören zur Volksmedizin. Allen, die ihren Mitmenschen und sich selbst in schwierigen Lebenssituationen helfen wollen, die den Wunsch haben, das tägliche Leid zu mildern, hat Dr. Bach das Wissen um die heilenden Kräfte seiner Blüten in die Hände und ans Herz gelegt. Bachblüten ersetzen jedoch nicht die Diagnostik und Behandlung durch einen Arzt oder Heilpraktiker.

Die Anwendung der Bachblüten ist einfach und zeigt bei korrektem Gebrauch keine Nebenwirkungen. Voraussetzung für eine erfolgreiche Bachblütenbehandlung ist die Fähigkeit einer kritischen und zugleich wohlwollenden Wahrnehmung des leidenden Menschen. Hierzu gehört ein ausführliches Gespräch, da Bachblüten über die Psyche auf den Körper einwirken. Bei Selbstbehandlung ist vor allem Ruhe und Zeit für die aufmerksame Beobachtung der unerwünschten Gefühlsregungen erforderlich. Das Wissen um den Zusammenhang von seelischem Ungleichgewicht und daraus resultierenden körperlichen Beschwerden ist für Bachblütentherapeuten unerlässlich. Für Laien sollte das Wissen um diese Zusammenhänge ein Ansporn sein, sich selbst genauer wahrzunehmen und rechtzeitig die Grenzen einer Eigenbehandlung zu erkennen und zu akzeptieren.

Die Bachblüten sind ein Vermächtnis Dr. Bachs an uns alle. Es war sein Lebensziel, Menschen zu helfen und eine Medizin zu schaffen, die wahre Volksmedizin ist. Darunter verstand er Substanzen, die ohne schädigende Nebenwirkungen helfen, das seelische Befinden auszugleichen. Er war durch seinen intensiven Kontakt mit Menschen zutiefst davon überzeugt, dass ein ausgeglichener Seelenzustand die wichtigste Voraussetzung für einen gesunden Körper ist.
Die Wirksamkeit der Bachblüten beobachte ich seit über 30 Jahren an mir selbst, in meiner Familie und nicht zuletzt in meiner Praxis bei Patienten aller Altersgruppen. Meine wichtigste Lehrmeisterin war jedoch meine Katze, die bei allen Unpässlichkeiten ihres Katzenlebens zuverlässig und schnell auf die verabreichten Blüten reagierte. Diese Erfahrung ließ mich darauf vertrauen, dass die schnellen und positiven Wirkungen der Bachblüten nicht durch den »Glauben« an sie bewirkt werden. Dr. Bach hat, ähnlich wie Samuel Hahnemann mit der Homöopathie, eine feinstoffliche Form gefunden, die Heilkraft seiner Blüten aufzubereiten. Wer Bachblüten sorgfältig auswählt und gewissenhaft einnimmt, erhält mit diesen Tinkturen einen verlässlichen Wanderstab auf seinem ganz persönlichen Weg der Heilung.

Anwendung von Bachblüten

Es gibt zwei Formen der traditionellen Bachblüteneinnahme. Welche Sie nützen, hängt von Ihrer augenblick-

Schwangerschaft, Geburt und Stillzeit

Ihr Kind mithilfe der Bachblüten willkommen heißen, den Geburtsprozess seelisch und körperlich unterstützen, die Hürden des Stillens kraftvoll meistern: Lesen Sie aufmerksam alle Hinweise, und wählen Sie, was Sie am meisten anspricht.

lichen Situation ab. In der Regel werden Bachblüten als einzelne Blüte oder als Mischung, verdünnt in einer Pipettenflasche, eingenommen, um seelisches Ungleichgewicht auszugleichen. Das ist die eine Form der Einnahme (siehe Seite 14 f.). Kommt das seelische Befinden in Balance, lösen sich auch die körperlichen Beschwerden. Nach einer spürbaren Verbesserung können Sie die Anwendung der Blütenmischung beenden.

INFO

IM NOTFALL

In Akutsituationen (z. B. bei Unfällen, in Schocksituationen, bei großem Erschrecken oder in Entscheidungssituationen) ist die Wasserglasmethode vorzuziehen.

Die Wasserglasmethode

Geben Sie in ein Glas Wasser (circa 150 ml) je drei Tropfen des gewählten Blütenkonzentrates oder sechs Tropfen der Notfalltropfen. Trinken Sie in kleinen Zeitabständen (alle 15 bis 30 Minuten) einen Schluck aus dem Glas. In Krisensituationen können Sie unbedenklich drei bis vier Gläser pro Tag zu sich nehmen. Eine spürbare Erleichterung sollte nach ein bis zwei Stunden einsetzen. Fahren Sie mit der Wasserglasmethode fort, auch wenn es Ihnen besser geht, wenigstens einen Tag lang. Diese Methode kann über zwei, maximal drei Tage angewandt

werden – danach sollten die akuten seelischen Nöte abgeklungen sein. Ist dies nicht der Fall, wenden Sie sich an eine/n erfahrene/n Bachblütentherapeutin/en.

TIPP

Während der Geburt wird die Wasserglasmethode auf einen Teelöffel Wasser reduziert, in den die Blüten von einer Sie begleitenden Person eingeträufelt werden. Wenn es ganz schnell gehen muss, kann ein Tropfen des Konzentrates auf die Zunge verabreicht werden. Dies wird dann im Abstand von fünf Minuten zwei- bis dreimal wiederholt.

Mischung aus der Pipettenflasche

Bachblütenmischungen können Sie sich in jeder Apotheke, die Bachblüten führt, herstellen lassen. Viele Menschen besorgen sich jedoch den kompletten Bachblütensatz in Form der Konzentrate (Stockbottle). Falls Sie diese Anschaffung in Erwägung ziehen, achten Sie auf die originalen Bachblüten (Bach Original Flower Remedies oder Healing Herbs). Besorgen Sie sich in der Apotheke 20-ml-Pipetten-Fläschchen, füllen Sie diese zu drei Vierteln mit stillem Wasser auf, das letzte Viertel der Flasche mit gutem Trinkalkohol

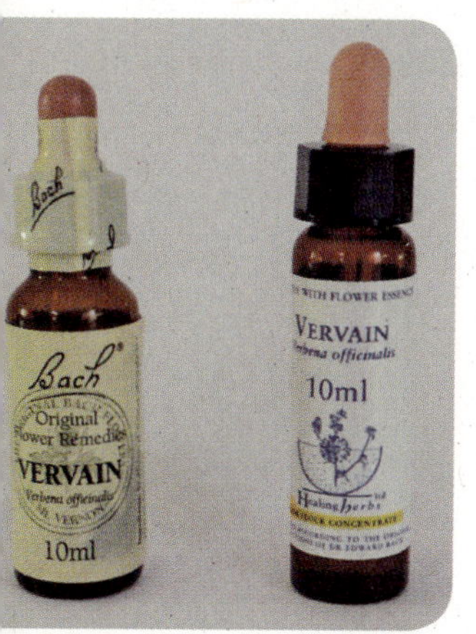

(Brandy, Obstler etc.) Der Trinkalkohol dient, vor allem in den Sommermonaten, der Haltbarmachung. Geben Sie von jeder gewählten Blütenessenz jeweils zwei Tropfen in die Wasser-Alkohol-Mischung. Wenn Sie die Notfalltropfen auf diese Weise einnehmen, nehmen Sie die doppelte Menge, also vier Tropfen.

Dosierungsempfehlung: auf jeweils zehn Milliliter Wasser-Alkohol-Mischung je ein Tropfen Blütenessenz, bei Notfalltropfen die doppelte Menge, das heißt zwei Tropfen. Aus der Pipettenflasche nehmen Erwachsene und Kinder (ab dem zweiten Lebensjahr) viermal über den Tag verteilt, außerhalb der Mahlzeiten, jeweils vier Tropfen auf die Zunge. Speicheln Sie die Mischung gut ein, behalten Sie diese kurz im Mund, und schlucken Sie sie dann hinunter. Die meiste Wirkinformation wird über die Mund-, nicht über die Magenschleimhaut aufgenommen.

Wann, wie oft, wie lange?

Im Durchschnitt wird eine Bachblütenmischung über vier Wochen eingenommen. Danach sollte sich der Grund für die Bachblüteneinnahme deutlich gebessert oder spürbar verändert haben. Wie ist das zu verstehen? Wenn Sie mit Bachblüten alte, hinderliche Verhaltensmuster angehen, dann gleicht diese Behandlung dem Zwiebelschälen: Eine Schicht nach der anderen kommt zum Vorschein und will liebevoll verabschiedet werden. Im Laufe der Jahre hat sich unser Seelenleben oft einen mehrschichtigen Schutzpanzer zugelegt, der langsam abgetragen werden

will. Dabei gehen Sie so vor, dass Sie mit der äußersten Schicht beginnen, das ist die Unpässlichkeit, die in Ihrem augenblicklichen Alltag am deutlichsten auffällt. Hat sich diese aufgelöst, kommen ältere Muster zum Vorschein und werden bearbeitet. Stellen Sie sich die Anwendung von Bachblüten jedoch nicht wie eine Psychoanalyse vor. Sie dürfen spielerischer sein, weniger analytisch.
Wenn Sie beginnen, auch bei bestem Vorsatz, die Einnahme der Bachblüten immer wieder zu vergessen, kann der Grund hierfür sein, dass die Mischung nicht mehr für Sie stimmt. Überprüfen Sie, idealerweise mithilfe einer in Sachen Bachblüten erfahrenen Person, die Bachblü-

TIPP

Allgemeine Hinweise:

❀ *Ob Wasserglasmethode oder Blütenmischung in der Pipettenflasche – verwenden Sie immer gutes stilles Quellwasser, kein destilliertes Wasser. Sie können auch Leitungswasser von guter Qualität verwenden, was heute nicht mehr ganz so einfach zu bekommen ist. Informieren Sie sich hierzu (auch im Hinblick auf die spätere Zubereitung der Babykost und Kleinkindnahrung). Scheuen Sie sich nicht, Ihren Arzt und/oder Heilpraktiker zu fragen, welches stille Wasser in Ihrem Wohnbereich empfehlenswert ist oder welche Möglichkeiten einer Wasseraufbereitungsanlage für Sie infrage kommt. Wasserqualität ist heute zu einem sehr wichtigen Thema geworden!*

...

tenmischung, und passen Sie diese Ihren augenblicklichen Bedürfnissen an.
Ein weiterer Grund, die regelmäßige Bachblüteneinnahme zu vergessen, ist, dass eine Einnahmepause gemacht werden sollte. Das ist immer dann der Fall, wenn die Bachblüten zu vielen neuen Erkenntnissen führten, die zunächst in den Alltag integriert werden müssen. Lauschen Sie aufmerksam auf Ihre innere Stimme. Sie werden wissen, wann der rechte Zeitpunkt für eine neuerliche Bachblüteneinnahme gekommen ist.

...

❀ *Zum Alkoholgehalt: In der alten medizinischen Tradition gilt Alkohol als Träger des geistigen Prinzips. Daher hat auch Hildegard von Bingen manche ihrer Heilpflanzenauszüge in Wein mischen lassen. Die messbare Menge des Alkoholgehaltes bei korrekter Anwendung der Blütenessenzen ist geringer als die alkoholische Konzentration, die der menschliche Körper bei der Verdauung von Kohlenhydraten selbst produziert. Alkohol ist unserem Körper nicht fremd. Es ist die Dosis, die das Gift ausmacht – wie Paracelsus schon sagte. Eine Ausnahme stellt für mich der Säugling in seinem ersten Lebensjahr dar, da dieser zum einen ein sehr feines Geschmacksempfinden besitzt, zum anderen seine Darmfunktionen erst ausbilden muss. Daher lesen Sie bitte aufmerksam den Abschnitt der Bachblütenverabreichung bei Säuglingen und Kleinkindern (siehe Seite 19) durch.*

Bachblüten für werdende Mütter

Da Bachblüten ohne Nebenwirkungen im pharmakologischen Sinne wirken, sind sie für Frauen, die ein Baby erwarten, äußerst hilfreich.

Bachblüten sind auch eine große Hilfe für alle Frauen, die sich ein Baby wünschen. Es ist sehr weise, das körperliche, vor allem aber auch das seelische Nest vorzubereiten. Unser modernes Leben fordert von berufstätigen Frauen Verhaltensweisen, die dem empfangenden, vertrauensvoll gewährenden Zustand der Schwangerschaft oft diametral entgegenstehen. Mädchen werden heute vom frühen Schulalter an auf ihr späteres Berufsleben hin erzogen. Leistung zeigen steht ganz oben auf dem Verhaltenskodex. Sich Zeit für Träume oder Entspannung zu nehmen, bewusstes Atmen, in die eigene innere Stille eintauchen – diese Übungen für Kraft, Stabilität und Ausgeglichenheit werden Kindern nur selten im Elternhaus oder in der Schule vermittelt. Dies ist ein Defizit, das später, wenn der Wunsch nach einem eigenen Kind erwacht, zu viel Kummer und Enttäuschung führen kann. Oft wird heute die Empfängnis eines Kindes wie ein Schritt auf der Karriereleiter angegangen. Dabei wird häufig übersehen, dass die Fähigkeiten des Geschehenlassens, die Kunst des Nichtbeschäftigtseins sowie die Begabung der Tagträumerei die Wahrscheinlichkeit einer Empfängnis nicht nur deutlich erhöhen, sondern auch den Ablauf von Schwangerschaft, Geburt und Stillphase signifikant erleichtern.

der berühmte sechste Sinn, den viele in Kursen und langen Meditationsübungen zu erreichen versuchen.

Bachblütenmischung mit Rescue Remedy

Obwohl Rescue Remedy aus fünf verschiedenen Bachblüten besteht, wirkt diese Mischung wie eine sehr starke Einzelblüte. Rescue Remedy kann mit anderen Blüten kombiniert werden. Dies trifft vor allem dann zu, wenn Sie eine Situation wie einen Notfall wahrnehmen, der Sie ängstigt, im objektiven Sinne aber kein Notfall ist. Mischen Sie in eine 20-ml-Pipettenflasche als Erstes vier Tropfen Rescue Remedy, und geben Sie dann jeweils zwei Tropfen von einer weiteren, maximal zwei Einzelblüten, entsprechend Ihres Stimmungszustandes, hinzu.

Ein Anwendungsbeispiel

Sie haben plötzlich, ohne medizinischen Grund, während der Schwangerschaft panikartige Angst, das Baby zu verlieren. Mischen Sie in eine 20-ml-Pipettenflasche vier Tropfen Rescue Remedy, zwei Tropfen Cherry Plum (die Angst, dass etwas Schreckliches passieren könnte, terrorisiert Sie) plus zwei Tropfen Rock Rose (die Angst lähmt Sie, kein anderer Gedanke scheint mehr möglich zu sein). Nehmen Sie von dieser Mischung zunächst alle zehn Minuten vier Tropfen auf die Zunge. Wenn sich die akute Angstsituation gelöst hat, nehmen Sie noch eine weitere Woche, zur Stabilisierung Ihres seelischen Zustandes, viermal täglich vier Tropfen von dieser Mischung.

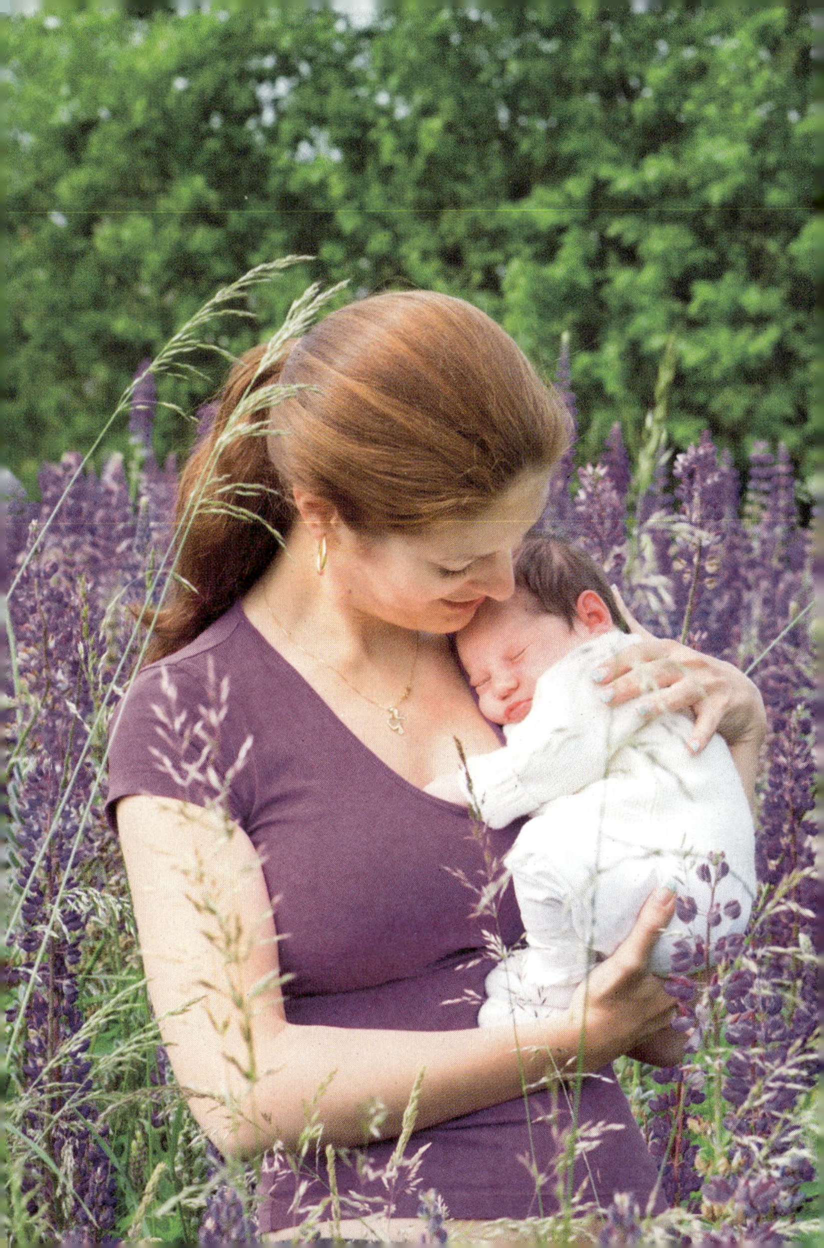

Bachblüten im Vorfeld der Schwangerschaft

Es ist ein großes Geschenk für das kommende Leben, wenn sich eine Frau bewusst auf ihre Mutterschaft vorbereiten kann. In alten Kulturen war es üblich, dass sich die Eltern gemeinsam, körperlich wie seelisch, auf die tief greifende Veränderung in ihrem zukünftigen Leben einstellen, die die Ankunft eines Kindes mit sich bringt.

Das Nest vorbereiten

Da wir in der heutigen Zeit Möglichkeiten haben, zu einer Schwangerschaft bewusst Ja zu sagen, ist es sinnvoll, sich darauf vorzubereiten. Schwangerschaft und Geburt verändern die werdende Mutter körperlich und seelisch. Es ist wichtig zu wissen, dass der Geburtsprozess die natürliche Initiation der Frau ist. Wenn es ihr gelingt, diesen Prozess kraftvoll zu meistern, ist die Zeit des kleinen Mädchens in ihr endgültig abgeschlossen. Sie wird zu einer reifen, starken Frau werden, wenn sie diesen Weg bewusst gehen kann. Eine große Hilfe ist es, noch vor der Schwangerschaft Räume zu schaffen, die später die Schwangerschaft und den Geburtsvorgang erleichtern. In der heutigen Zeit finden sich Frauen häufig in Situationen wieder, die einem harmonischen Schwangerschaftsverlauf abträglich sind. Wenn neues Leben entsteht, muss – nicht nur im übertragenen Sinn – Raum

INFO

DER RICHTIGE WEG

Bachblüten helfen, hinderliche Verhaltensweisen zu überwinden und damit jene Freiräume zu schaffen, die neues Leben braucht. Jede Frau kann mit Bachblüten ihren individuellen Lösungsweg finden. Sie ersetzen jedoch keine Psychotherapie oder Traumatherapie. Falls ein therapeutischer Prozess erforderlich sein sollte, schärfen die Bachblüten das Bewusstsein hierfür und helfen, Widerstände dagegen abzubauen.

hierfür geschaffen werden. Hierzu ist es erforderlich, einschränkende Verhaltensmuster zu überdenken, möglicherweise zu überwinden. Genau dabei sind Bachblüten eine große Hilfe. Wann immer wir in unserem Leben bereit sind, alte Muster aufzulösen, dürfen wir eine alte Weisheit nicht außer Acht lassen: Tief greifende Veränderungen geschehen nur in kleinen Schritten und brauchen Zeit. Doch der Weg ist das Ziel. Und wenn auch das »Endergebnis« nach intellektuellem Verständnis nicht vollkommen erreicht wird – unser Körper, unsere Seele, unser ganzes Sein reagieren freudig auf jedes Bestreben. Überprüfen Sie für sich im Stillen, ob folgende Themen bei Ihnen in Resonanz gehen, und seien Sie sich dabei immer bewusst: Sie brauchen niemandem Rechenschaft abzulegen.

Raum für Mitgefühl schaffen

Viele Frauen kämpfen heute mit der Quadratur des Kreises, Familie, Beruf, Haushalt und soziale Beziehungspflege in 168 Wochenstunden unterzubringen. Doch mehr Zeit wird niemandem von uns zugeteilt. Auf der Strecke bleibt bei diesem Balanceakt mit der Zeit die Frau selbst, körperlich wie seelisch. Sie verliert mehr und mehr den Zugang zu ihren weiblichen Talenten, wie das Wahrnehmen einer feinen, inneren Stimme, die intuitiv erfasst, was im Augenblick vonnöten ist. Auch träumend am Fenster zu stehen und dabei die Seele aufzutanken, glauben viele, sich nicht mehr gönnen zu dürfen. Die Fähigkeit, alles liegen und stehen zu lassen, um ein weinendes Kind zu trösten, geduldig einem frustrierten Ehemann zuhören, einer traurigen Freundin immer wieder Wärme schenken ... hierfür scheint oft nicht mehr die Zeit zu sein. Mitgefühl, die Fähigkeit sich in die Lage eines anderen Menschen zu versetzen, ist Urquell der Frauenkraft. Und diese Kraft entscheidet während der Schwangerschaft und Geburt mit, wie deren Verlauf sich gestaltet. Strenge Disziplin und eine gewisse Härte, beides erforderlich, um den alltäglichen Aufgaben bei hohem Perfektionsanspruch gerecht zu werden – diese so oft bewunderten Fähigkeiten werden jetzt zum Hindernis. Was tun? Zunächst ist es wichtig zu akzeptieren, dass Sie, bei allem guten Willen, nicht innerhalb weniger Wochen zu einer völlig anders funktionierenden Frau werden. Das ist auch nicht erforderlich. Ihr hoher

Anspruch an sich selbst wird durch die veränderte Hormonlage ganz natürlich abgemildert, jedoch nicht gelöscht. Dies geschieht auch nicht durch die Einnahme von Bachblütenmischungen. Aber diese erhöhen die Wahrscheinlichkeit, sich jetzt vertrauensvoller von helfenden Händen führen zu lassen. Die Bachblüten werden Sie zudem unterstützen, sich dem Verlauf der Schwangerschaft und der Geburt hinzugeben, ohne durch ständig kontrollierende Gedanken Ihre weibliche Urkraft abzuschneiden. Wählen Sie unter folgenden Blüten:

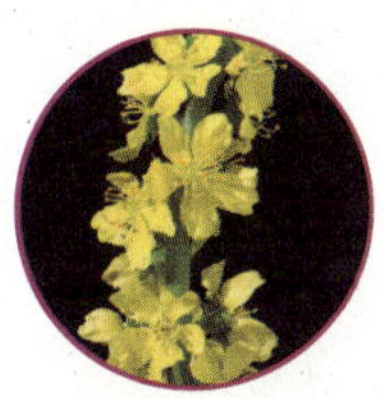

Agrimony

Ich darf sein, wie ich bin

Es gelingt Ihnen immer wieder, für andere der Fels in der Brandung zu sein, auch wenn Sie sich in Wahrheit an eine starke Schulter lehnen möchten. Sie sind forsch, auch wenn Sie innerlich zittern und zagen. Sie neigen zu nächtlichem Zähneknirschen, sind häufig im Nacken und an den Schultern verspannt. Auch Magen und Darmtrakt neigen zu Verkrampfung. Oft ist Ihnen zum Weinen – aber Sie lächeln und muntern andere auf.

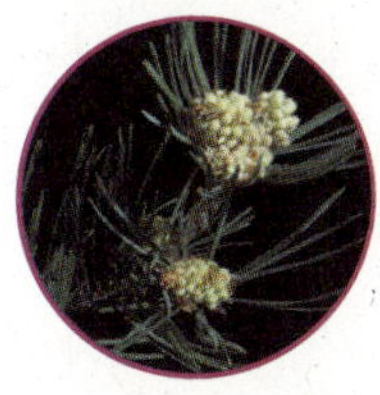

Pine

Ich darf mit mir zufrieden sein

Gehören Sie zu den Frauen, die auch in der heutigen Zeit noch immer einen Schmerz spüren, »nur« als Mädchen geboren zu sein? Sie fühlen sich hierfür schuldig? Sie müssen sich immer wieder beweisen, es genauso gut wie ein Mann zu schaffen? Und selbst wenn es Ihnen gelingt, »Ihren Mann zu stehen« – Sie sind niemals ganz zufrieden mit sich selbst. Pine wird Ihnen die Entspannung und Erlösung schenken, auf die Ihre Seele schon so lange gewartet hat.

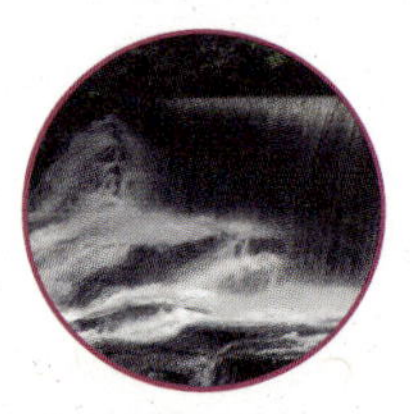

Rock Water

Ich darf locker sein

Sie haben höchste Ansprüche an sich selbst, was Leistung und Erfolg betrifft. Sie beginnen das Eine und denken dabei schon über die nächste Aufgabe nach. Sie erledigen Ihr Leben perfekt, aber mit wenig Freude. Auch ein Kinderwunsch wird in Angriff genommen. Aber das Leben funktioniert nicht so. Rock Water vermittelt einen liebevolleren und nachsichtigeren Umgang mit sich selbst und wird Sie von dem Leistungsdruck befreien, nicht schnell oder vollkommen genug gehandelt zu haben.

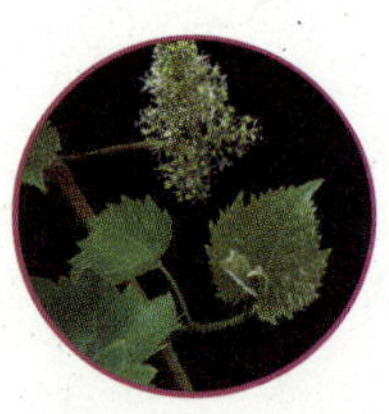

Vine

Ich darf es laufen lassen

Sie haben eine starke Willenskraft, sind sehr selbstsicher, ehrgeizig und fühlen sich anderen oft überlegen. Alles Eigenschaften, die Sie im heutigen Berufsleben sicherlich weit gebracht haben, für eine erfüllende Mutterschaft jedoch eher hinderlich sind. Das Leben lässt sich nicht mit einer Excel-Tabelle planen. Den zeitlichen Rhythmen von Schwangerschaft und Geburt ist es egal, ob Sie sich einen anderen oder schnelleren Verlauf vorgestellt haben. Mutterschaft bietet Ihnen die Gelegenheit, einen wirklich großen Entwicklungssprung zu wagen. Dieser Lebensabschnitt lehrt Sie, dass wahres Herrschen Dienen bedeutet. Mutterschaft kann Sie lehren, die Einzigartigkeit, den Rhythmus und das Wunder in allem Leben anzunehmen. Gelingt Ihnen dieser große Sprung, darf Ihrem zukünftigen Kind zu einer sehr starken Mutter gratuliert werden.

Raum für Entspannung schaffen

In der heutigen Zeit könnte man den Eindruck gewinnen, dass Sexualität ein Leistungssport ist. Daraus können Verkrampfungen und Verspannungen entstehen, die der Empfängnis eines Kindes abträglich sind. Vieles wird leichter, wenn die Empfängnis eines Kindes als kreativer Schöpfungsakt begriffen wird, bei dem Liebe und Zuwendung die Hauptrolle spielen.

Wenn Sie derzeit über eine mögliche Schwangerschaft nachdenken, ist bei Belastungen im Umgang mit Sexualität eine entsprechende Therapie sinnvoll. Sind Sie jedoch schon werdende Mutter, ist jetzt für eine Sexualtherapie nicht mehr der rechte Zeitpunkt. Es reicht aus, wenn Sie sich Ihre verdrängten Bedürfnisse eingestehen.

Zu einem späteren Zeitpunkt kann die Therapie immer noch sinnvoll sein und nachgeholt werden. Sie brauchen jetzt nichts aktiv zu tun, außer sich anzunehmen, so wie Sie im Augenblick sind. Leicht gesagt, doch schwierig zu leben? Holen Sie sich Hilfe mit folgenden Bachblüten:

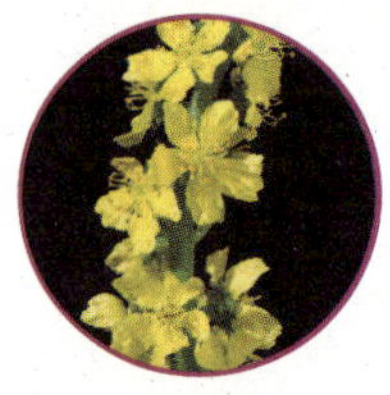

Agrimony

Ich darf mich fühlen, wie ich mich fühle

Sie geben sich anders, als Sie empfinden, überspielen z. B. zartes Empfinden durch forsches, aktives Handeln oder Ihr Bedürfnis nach Rückzug durch lautes Mitmachen. Sie geben sich aufreizend und schämen sich dessen innerlich. Sie wollen keinen Sexualverkehr, würden dies aber niemals zugeben.

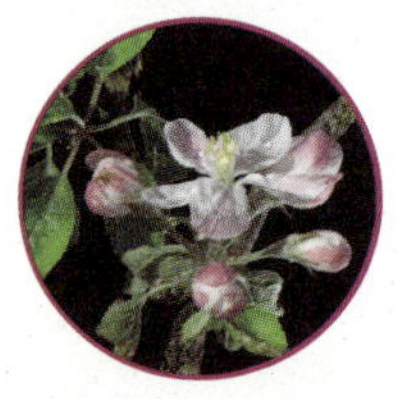

Crab Apple

Ich darf auch mal kleckern

Die Blüte ist dienlich bei sehr starkem Reinheitsbedürfnis, vor allem im Sexualverhalten. Sexualität macht Ihnen zwar durchaus Freude, Sie können diese aber nicht genießen, denn Sie fühlen sich sündig, schuldig, befleckt, obwohl Ihnen dieses Empfinden sehr altmodisch erscheint. Einige Menschen (Frauen wie Männer) leiden dann häufig unter Waschzwang oder legen für sich selbst Strafen fest: diese Woche keinen Sex mehr! Süßigkeiten sind für den Rest des Monats verboten!

Der geplante Ausflug wird gestrichen – und was es der Bestrafungen mehr geben kann.

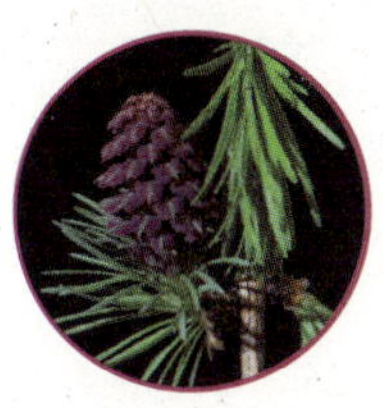

Larch

Ich darf unvollkommen sein

Ausgeprägtes Minderwertigkeitsgefühl führt zu starker Scham. Auch im Sexualleben erwarten Sie Fehlschläge und Angst, dem Partner nicht zu genügen. Sie vergleichen sich ständig mit anderen Frauen, führen im Kopf eine Liste, was Sie anderen »unterlegen« sein lässt: zu kleine Brust, zu breite Hüften, zu dick, zu dünn ... die Liste ist endlos und kann beliebig verlängert werden.

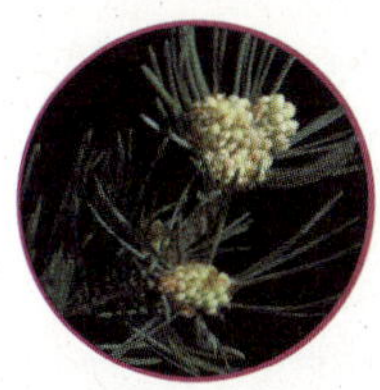

Pine

Ich traue mich zu dürfen

Sie fühlen sich oft schuldig, etwas »verbrochen« zu haben, wie z. B. nicht aufreizend oder attraktiv genug zu sein. Ihre »Ausdauer« in der Sexualität wurde bemängelt, oder Sie sind nicht willig auf alle Wünsche des Partners eingegangen – und sofort fühlen Sie sich schuldig. Sie sind nicht in der Lage, mit ihm oder einer Vertrauensperson darüber zu sprechen. Oft fühlen Sie sich auch für unangemessenes Verhalten Ihres Partners mitverantwortlich, egal, ob dies die Sexualität betrifft oder im alltäglichen Zusammenleben geschehen ist. Die Schuldgefühle lassen Sie verkrampft, gehemmt und freudlos sein.

Raum für Frieden schaffen

Körperlicher oder seelischer Missbrauch setzt tiefe seelische Wunden. Falls Sie in der Vergangenheit eine solche Erfahrung gemacht haben, sind Bachblüten über einen längeren Zeitraum (zwei bis drei Monate Einnahmezeit) eine große Hilfe, Ihren ganz persönlichen Weg zu einer tief greifenden Heilung des erlebten Schmerzes zu finden. Es werden nicht die Bachblüten allein sein, die Erinnerungen und das Nicht-vergessen-Können auflösen. Aber die Blüten werden Ihnen helfen, die für Sie geeigneten Wege und Mittel zu finden, das Trauma zu lösen. Sie werden Ihnen auf Ihrem persönlichen Weg die Kraft und Stärke vermitteln, damit es Ihnen überhaupt möglich ist, wirkliche Heilung zu erfahren.
Warum ist das Auflösen sexueller Traumata so wichtig für Frauen, die sich sehnlichst ein Kind wünschen oder schon schwanger sind? Hebammen berichten immer wieder, dass während des Geburtsprozesses, bei dem alle Körperenergie, alle Aufmerksamkeit auf den Unterleib gerichtet ist, die Wahrscheinlichkeit hoch ist, dass traumatische Erinnerungen aufsteigen. Es kann bei solchen Erinnerungsbildern zu Anspannungen kommen, die den natürlichen Geburtsverlauf enorm stören.
Beugen Sie einem solchen Geschehen vor, und stellen Sie aus nachstehenden Blüten Ihre eigene Mischung zusammen. Lassen Sie sich dabei von Ihrer Intuition leiten. Die Blüten, die Sie am meisten ansprechen, wählen Sie.

Die Hauptblüte, die bei einer Schock- und Trauma-Mischung als ausgleichende Basis immer eingesetzt wird, ist:

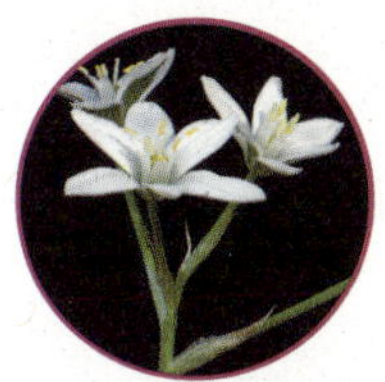

Star of Bethlehem

Ich bin offen und stark

Der Goldige Milchstern, wie er auf Deutsch genannt wird, hilft, seelische Verletzungen, Schock und Traumen zu verarbeiten und letztendlich aufzulösen. Dabei spielt es keine Rolle, wie lange das verletzende Ereignis zurückliegt. Diese Blüte hilft, Ihre sensible und offene Haltung der Welt und dem Leben gegenüber leichter zu leben und sich instinktiv von Situationen, die für Sie verletzend sein könnten, fernzuhalten. Star of Bethlehem wird bei sexuellen Traumata mit zwei bis maximal drei der folgenden Blüten gemischt. Wählen Sie diejenigen Blüten aus, von denen Sie sich angesprochen fühlen, die Sie direkt »ins Herz« treffen:

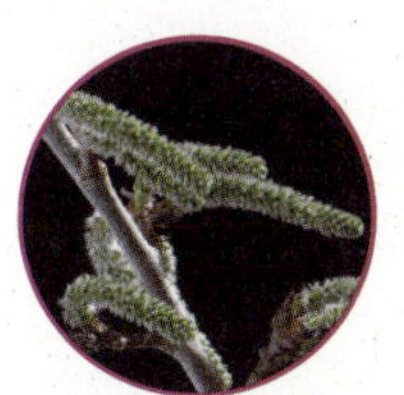

Aspen

Ich schaue meiner Angst ins Gesicht

Sie werden immer wieder von Gefühlen großer Bangigkeit, unerklärbaren Ängsten oder furchterregenden Einbildungen gepeinigt. Diese überfallen Sie oft nachts oder wenn Sie sich allein fühlen oder in fremder Umgebung unsicher sind.

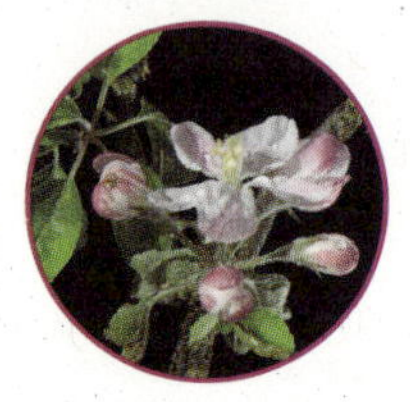

Crab Apple

Meine Seele ist und bleibt rein

Sie fühlen sich häufig beschmutzt, leiden möglicherweise an Wasch- oder Putzzwang, ekeln sich vor vielem und sind sehr penibel in Sauberkeitsfragen. Sie haben immer wieder das Gefühl, sich innerlich von Giften befreien zu müssen. Sie unterziehen sich häufig Reinigungs- und Fastenkuren, fühlen sich aber bald danach schon wieder »verunreinigt«.

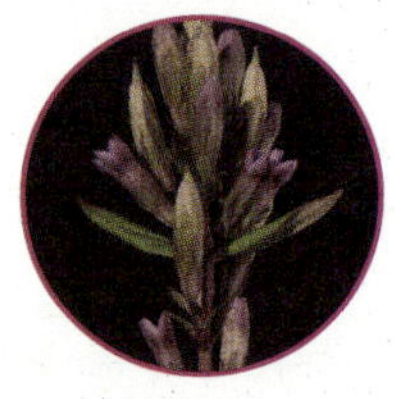

Gentian

Ich gebe nicht auf

Sie neigen dazu, schnell aufzugeben, lassen sich leicht entmutigen und sehen die Zukunft meist bedrohlich. Ihre Willens- und Durchsetzungskraft wird mit dieser Blüte gestärkt, und es fällt Ihnen leichter, die alltäglichen Aufgaben zu meistern.

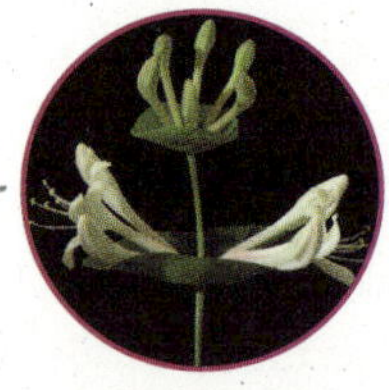

Honeysuckle

Ich bin hier und schaue nach vorn

Es fällt Ihnen schwer, sich von vergangenen Ereignissen zu lösen. Immer wieder holen Erinnerungen Sie ein, und die Gegenwart wird dabei nicht genügend wahrgenommen. Sie spüren eine große Sehnsucht, noch einmal ganz von vorn anfangen zu dürfen, haben aber nicht die Kraft zu sagen: »Jetzt!« Sie fühlen sich häufig ausgelaugt und vitalitätsarm.

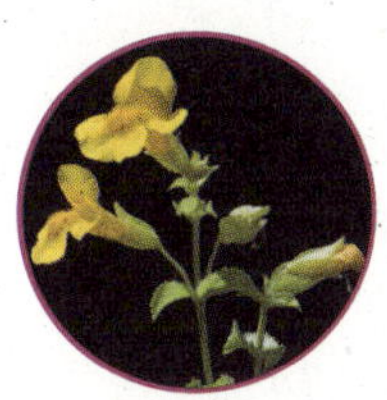

Mimulus

Was immer auch kommt, ich bin bereit

Sie werden von vielerlei Ängsten geplagt und können die Ursache für diese auch benennen: Spinnen- und Hundeangst, Angst vor Krankheit, Angst vor Einsamkeit, Angst vor ... diese Liste ist unendlich lang. Hat sich eine Angst scheinbar gelöst, nehmen Sie die nächste wahr. Auch Schüchternheit und allzu große Zurückhaltung können für Sie ein Thema sein. Besonders belastend nehmen Sie Ihre große Empfindsamkeit gegen Kälte, Lärm, aggressives Verhalten anderer wahr. Als wären Sie mit einer Haut zu wenig auf die Welt gekommen ...

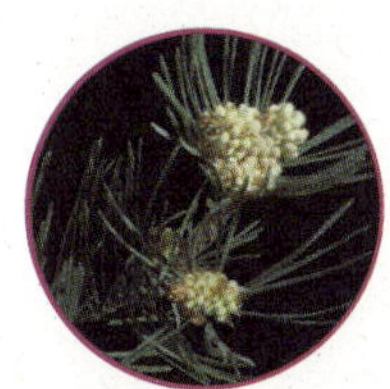

Pine

Ich bin klar und stehe zu mir

Traumatische Erlebnisse können zu Schuldgefühlen beim Opfer führen. Der gepeinigte Mensch fühlt sich gedemütigt und sucht gleichzeitig die Schuld bei sich. So kommt es zu tief greifender Selbstablehnung, Verurteilen der eigenen Person, moralischen Zwängen und einer ausgeprägten Autoritätsgläubigkeit. Der Zugang zur eigenen Weisheit muss wiedergefunden, sich selbst schätzen lernen zum natürlichen Gefühl werden.

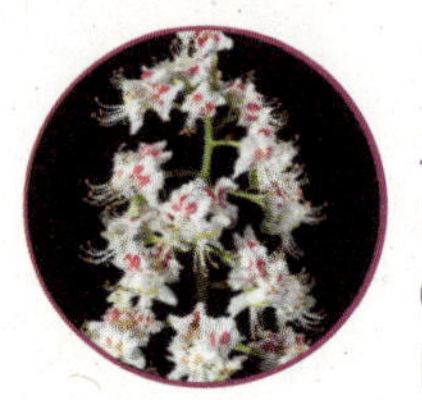

White Chestnut

Ich atme ein, ich atme aus

Diese Blüte hilft, das bedrohliche Gedankenkarussell anzuhalten. Meist handelt es sich um unangenehme, belastende Gedanken, die wieder und wieder auftauchen. Als Folge können Konzentrationsstörungen und Kopfschmerzen, verursacht durch geistige Überbeanspruchung, auftreten.

Raum für Stärke schaffen

Wahre Stärke bedeutet nicht, keine Schwäche zu zeigen – ein Widerspruch? Frauen, die von Außenstehenden als sehr stark eingeschätzt werden, zeigen niemals Schwäche. Es sind die »Macherfrauen«, die Gute-Kumpel-Frauen, der weibliche Fels in der Brandung. Doch oft geraten diese Frauen innerlich in Panik, wenn sie bei sich selbst aufsteigende Ängste wahrnehmen. Sich bloß keine Blöße geben, ja nichts falsch machen, keine Schwäche zeigen ... Die folgenden Blüten sind geeignet, Ihnen Mut zu machen, die zu sein, die Sie in Ihrem Innersten sind. Im Augenblick der Geburt eine sehr wichtige Haltung.

Wählen Sie die Blüten aus, die Sie am meisten ansprechen (maximal vier Blüten), und nehmen Sie die Mischung über mindestens vier bis sechs Wochen täglich ein.

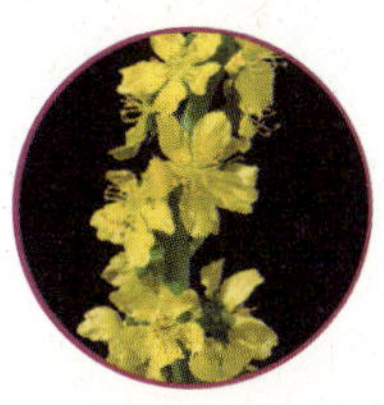

Agrimony

Ich sorge gut für mich

Sie zeigen keine Schwächen. Auch wenn es Ihnen übel ist und Sie unter hämmernden Kopfschmerzen leiden, lächeln Sie die Nachbarin an und wünschen ihr einen schönen und erfolgreichen Tag. Ihnen ist schwindlig, Sie haben Schweißausbrüche, und dennoch verzichten Sie, verkrampft lächelnd, auf den angebotenen Platz in der U-Bahn.

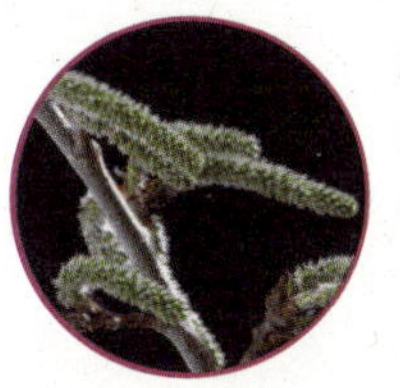

Aspen

Ich schaue hin, ohne Furcht

Ihre Ängste sind diffus, nicht fassbar. Sie können sie nicht beschreiben, wissen nicht genau, wovor Sie Angst haben. Sie befürchten, andere halten Sie für verrückt, wenn Sie über Ihre unerklärlichen Ängste sprechen.

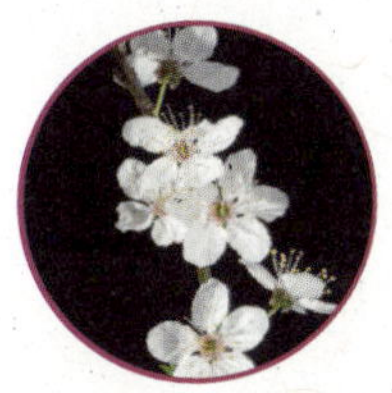

Cherry Plum

Ich finde immer einen Ausweg

Die Angst, die diese Bachblüte benötigt, ist sehr stark. Sie haben im Cherry-Plum-Zustand das Gefühl, ein Dampfdrucktopf zu sein, der kurz vor dem Zerreißen ist. Nur mit großer Mühe können Sie sich gerade noch beherrschen, denn am liebsten würden Sie laut schreiend und um sich schlagend davonlaufen. Außenstehende bemerken, dass

Ihr Blick starr und die Kiefermuskulatur total angespannt ist. Nächtliches Zähneknirschen ist ein in diesem Zustand oft praktiziertes »Entladungsritual«.

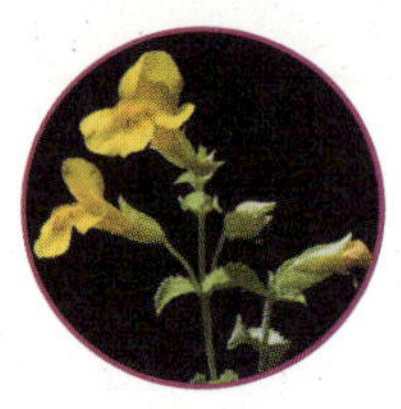

Mimulus

Ich spüre mehr als andere, und das ist gut so

Sie wissen sehr gut, dass Sie Ängste haben, und Sie wissen auch, wovor. Allein Ihre hohe Sensibilität macht Ihnen Angst. Sie empfinden die Welt als hart und grausam, kein guter Ort für eine Kinderseele – wie soll diese hier nur bestehen können? Solche oder ähnliche Gedanken kommen Ihnen immer wieder. Mimulus-geprägte Menschen haben meist auch eine große künstlerische Begabung. Sehr typisch sind die zarten Gesichtszüge, oft bis ins hohe Alter – »Sieht aus, wie auf Porzellan gemalt« – sowie die schmalen Hände mit sehr feinen Handlinien.

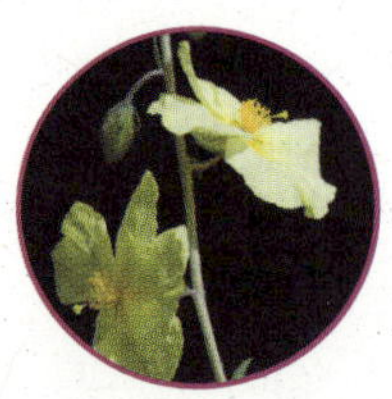

Rock Rose

Tief in mir spüre ich ruhige Kraft

Sie durchleben ein schockierendes Ereignis, sind wie gelähmt, nicht ansprechbar und können dieses Erleben nicht verarbeiten. Es ist die Blüte in aktuellen Notsituationen, aus denen der betroffene Mensch glaubt, nicht mehr herauskommen zu können. Schweißausbrüche, nächtliches Hochschrecken aus Albträumen,

Herzrasen, beschleunigter Atem, die angstauslösende Situation lässt Sie nicht los. Dies ist ein Akutzustand, und die Einnahme von Rock Rose ist über drei bis fünf Tage erforderlich – zusammen mit Rescue Remedy (siehe unter »Mischungen mit Rescue Remedy«, Seite 21). Eine Langzeitbehandlung mit Rock Rose (mehrere Wochen bis Monate) ist sinnvoll, wenn Sie sehr schnell oder reflexartig mit Panik auf wenig bedrohliche Alltagssituationen reagieren und an einer schwer zu beschreibenden Lebensangst leiden.

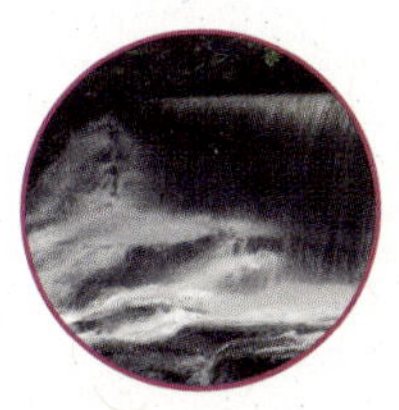

Rock Water

Ich bin gut zu mir

Sie sind sehr hart mit sich selbst. Sie erlauben sich keine Ängstlichkeit. Die Erwartung an Ihre Funktonalität geht ins Übermenschliche. Darunter liegt oft die Angst vor weicheren Gefühlen. Jetzt ist es an der Zeit, diese Angst aufzulösen – zu Ihrem Wohle und zum Wohle des kommenden Lebens.

Raum für gute Beziehungen schaffen

Wenn die Zeit der Schwangerschaft durch ungelöste Konflikte mit nahestehenden Personen belastet ist, wie z. B. dem Vater des Kindes, den zukünftigen Großeltern, Tanten und Onkel in spe, dann ist es für die werdende Mutter schwierig, wenn nicht gar unmöglich,

sich in den bevorstehenden Geburtsprozess »hineinzuentspannen«.
Sie können im Augenblick den Konflikt vielleicht nicht lösen, aber Sie können Ihre Einstellung dazu verändern. Dies dient Ihrem und nicht zuletzt dem Wohl des Kindes. Holen Sie sich die erforderliche Unterstützung mit folgenden Bachblüten (bitte eine Auswahl treffen):

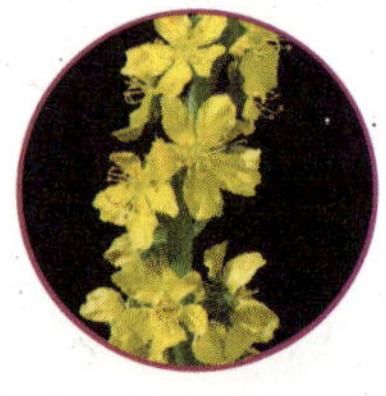

Agrimony

Ich werde geliebt, wie ich bin

Sie können sich nicht so geben, wie Sie sich innerlich fühlen. Das macht Sie unglücklich, aber Sie sind es seit Jahren gewohnt, ja vielleicht von Kindheit an darauf trainiert worden, gemäß dem alten Operettenlied zu leben: »Immer nur lächeln und niemals betrübt, immer nur heiter, auch wenn's niemand sieht, lächeln auch unter Weh und tausend Schmerzen – denn wie es da drinnen aussieht, geht niemand was an.« Eine solche Lebensform ist für Ihre Umwelt sehr bequem und angenehm – für Sie nicht!

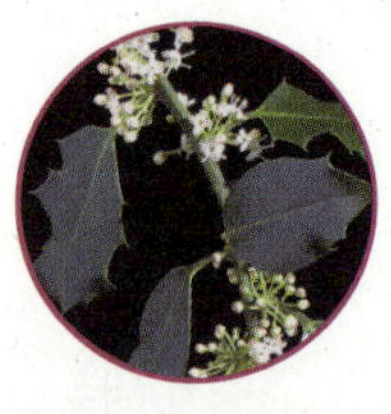

Holly

Ich wende meine Energie zum Guten

Sie sind unzufrieden und frustriert und wissen oft gar nicht, warum das eigentlich so ist. Möglicherweise nagen Hass-, Neid- oder Rachegefühle an Ihnen, oder Eifersucht und Misstrauen lassen Sie nicht zur Ruhe kommen. Sie neigen zu Aggressivität. Nach dem Wutausbruch tut es Ihnen leid, aber die nächste emotionale Entladung zeichnet sich schon am Horizont ab. Sie mögen sich selbst nicht, haben aber das Gefühl, nicht anzukommen gegen diese starke, explosionsartige Kraft in Ihrem Inneren. Machen Sie sich keine Vorwürfe. Sie haben eine sehr starke Vitalkraft, die jetzt unter der Einwirkung der hormonellen Umstellung so richtig zum Ausdruck kommt. Holen Sie sich die entspannende Hilfe von Holly. Erwarten Sie nicht, dass Sie morgen ein schnurrendes Kätzchen sein werden, aber der ungebändigte Tiger wird leiser knurren.

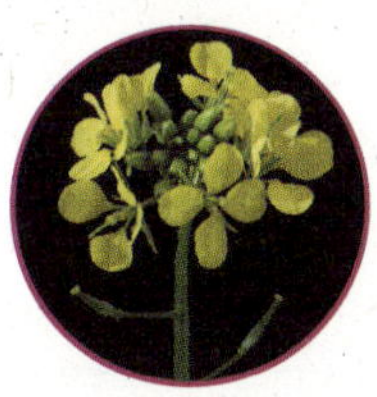

Mustard

Ich sehe das Licht am Ende des Tunnels

Sie neigen zu pessimistischer Weltanschauung, Negativität und Freudlosigkeit. Zeiten tiefer Melancholie sind Ihnen nicht fremd. Sie haben das Gefühl, dass die Sonne nur noch für die anderen scheint – Ihre eigene Welt ist düster und grau. Niemand mag auf Dauer mit einem griesgrämigen Menschen zusammen sein. Willentlich kommen Sie aus der dunklen Stimmung nicht heraus, und logische erklärbare Gründe für diese Stimmungsschwankungen haben Sie nicht. Möglicherweise verschärfen Sie die Situation noch durch Selbstanklage. Dann benötigen Sie zusätzlich:

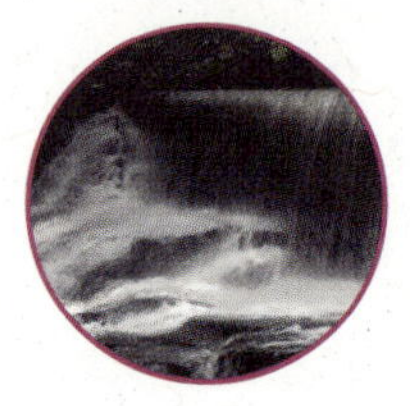

Rock Water

Wie Wasser fließt, so bin ich im Fluss

Die Blüte bei übertriebener Strenge gegen sich selbst. Sie wollen, nein, Sie müssen perfekt funktionieren – wann und wofür auch immer. Sie unterdrücken häufig den Impuls, sich das Leben einfacher zu gestalten, denn Sie sind kein »Weichei«. Sie erreichen vieles, möglicherweise (fast) alles, aber Sie zahlen einen hohen Preis dafür. Erlauben Sie sich, gerade jetzt während Schwangerschaft und Vorbereitung auf die Geburt eine weichere, weibliche Lebensform. Rock Water wird Sie unterstützen, diesen für Sie ungewohnten Weg leichter zu gehen.

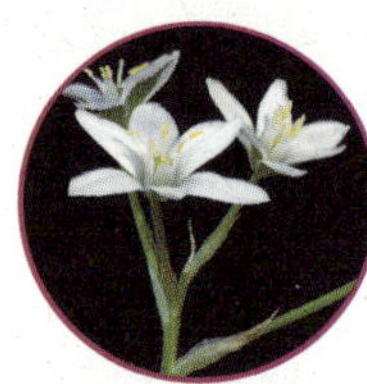

Star of Bethlehem

Ich kann Dunkles überwinden

Diese Blüte ist angezeigt, wenn Sie in früheren Partnerbeziehungen traumatische Erfahrungen machten und diese jetzt auf die aktuelle Partnerschaft projizieren (siehe hierzu auch die ausführlichere Beschreibung unter Traumata – die Vergangenheit befrieden, Seite 32 ff.).

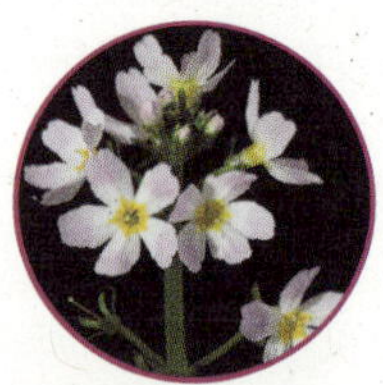

Water Violet

Ich kann Nähe zulassen

Ist für alle geeignet, die sich auf Nähe mit anderen nicht einlassen können und dies als sehr schmerzlich erleben.

Es ist die Blüte für schüchterne, verschlossene, introvertierte Menschen, die es nicht schaffen, die unsichtbare Mauer, die sie um sich herum immer wieder aufbauen, niederzureißen. Im Grunde sind Sie eine Individualistin, selbstgenügsam, mit großer Sehnsucht nach Unabhängigkeit. Als werdende Mutter sind Sie gut beraten, alle Unterstützung und Hilfe, die Ihnen Ihre Umwelt anbietet, annehmen zu lernen. Gerade Schwangerschaft und Geburt und die Monate danach sind eine großartige Gelegenheit, Ihren selbst geschaffenen Elfenbeinturm zu verlassen und die Vorteile der menschlichen Gemeinschaft zu genießen. Water Violet schenkt Ihnen die Kraft, mehr auf andere Menschen zuzugehen, ihre Nähe zu spüren und zu genießen, nicht nur zu ertragen.

Raum für Ehrlichkeit schaffen

Auch heute noch werden Frauen, selbst in unserer Gesellschaft, zu einer von ihnen nicht wirklich erwünschten Schwangerschaft überredet. Sie haben es zugelassen, dass sie ihre feine innere Stimme nicht mehr hörten. Es waren logische Argumente, die letztendlich zu einer Schwangerschaft führten. Argumente wie: Unsere Familie braucht einen Stammhalter/in. Was denken denn die anderen von uns, wenn wir keine Kinder haben (double income, no kids)? In zehn Jahren wirst du es bereuen, diese Erfahrung als Frau nicht gemacht zu haben …

Wenn Sie nicht aus tiefstem Herzen und mit ganzer Überzeugung einer Schwangerschaft zugestimmt haben, wenn Sie letztendlich unentschlossen waren und jetzt schwanger sind – treffen Sie jetzt eine klare, persönliche Entscheidung für das kommende Baby. Wenn Sie noch im Prozess der Schwangerschaftsplanung sind, gilt für Sie das Gleiche: Treffen Sie eine klare Entscheidung – nur haben Sie jetzt noch die Wahl.
Denn dies gilt für beide Situationen: Werden Sie letztendlich im unklaren Zustand schwanger, oder verharren Sie in diesem Zustand, sind Sie unterschwellig immer unglücklich und können keinen liebevollen Kontakt zum erwarteten Baby aufbauen. Eine sehr schmerzliche Situation – für Mutter und Kind.
Hier einige Bachblüten, die Ihnen helfen können, Ihre persönliche Entscheidung zu finden:

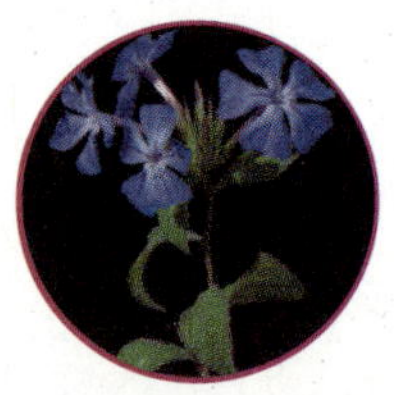

Cerato

Ich weiß, was für mich gut ist

Sie trauen Ihrem eigenen Urteilsvermögen nicht, haben diesem noch nie wirklich vertraut. Sie fühlen sich oft orientierungslos, unsicher. Dann fragen Sie oft andere um Rat, obwohl Sie es durchaus selbst wissen, was gut und richtig für Sie ist. Sie verharren in Unselbstständigkeit. So laden Sie Ihr Umfeld ein, Ihnen ungebetene Ratschläge zu geben, selbst dann, wenn Sie diese nicht hören wollen.

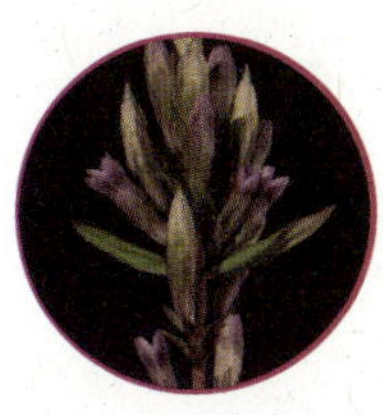

Gentian

Ich verbinde mich ohne Zweifel mit meiner Kraft

Sie trauen sich selbst nicht und haben keinen oder nur wenig Kontakt zu Ihrer inneren Stärke. Sie zweifeln oft und lassen sich meist von der pessimistischen Variante eines Themas überzeugen. Auf diese Weise lassen Sie sich leicht entmutigen und geben zu schnell auf. Diese Haltung ist während Schwangerschaft und Geburt kontraproduktiv. Wenn Sie diese Haltung bei sich feststellen, nehmen Sie Gentian über einen längeren Zeitraum (zwei bis drei Monate), um Ihrem starken inneren Kern zu erlauben, sich zu zeigen.

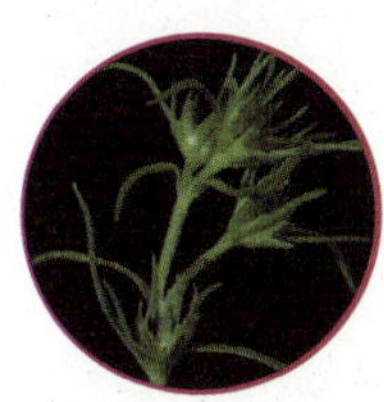

Scleranthus

Ich kann mich entscheiden

Gedanklich sind Sie ständig zwischen zwei Möglichkeiten hin- und hergerissen. Sie neigen zu Sprunghaftigkeit in Ihren Entschlüssen – heute so, morgen so. Dabei haben Sie extreme Stimmungsschwankungen – Weinen und Lachen gehören bei Ihnen in eine Schublade. Ihre Konzentrationsschwäche und Inkonsequenz belasten Sie und Ihr Umfeld. Es schmerzt Sie, wenn Ihnen immer wieder Launenhaftigkeit und Schusseligkeit vorgeworfen wird und Sie oft nicht ernst genommen werden.
Sie haben einen sehr wachen und aufgeschlossenen Geist, den zu zügeln wie ein wildes Pferd Sie lernen müs-

sen. In unserem modernen Informationszeitalter eine Basisübung für ein entspanntes und zufriedenes Leben. Scleranthus kann Ihnen dabei helfen.

Raum für Veränderung schaffen

Heute wird Frauen suggeriert, dass eine Schwangere einen hübschen kugelrunden Bauch haben darf – aber ansonsten einen straffen Fitnesskörper haben soll. Sie plagen sich schon vor einer möglichen Schwangerschaft mit einem mediensuggerierten Frauenidealbild auf der Waage herum. Sie sind sehr streng zu ihrem Körper und haben latent immer ein schlechtes Gewissen bezüglich ihrer Ernährung.

Gewichtskontrolle während der Schwangerschaft und im Wochenbett ist sekundär. Die Schwangerschaft wird eine wunderbare Gelegenheit sein, mit sich und dem innersten Körpergefühl in Kontakt zu kommen – ohne tägliches Wiegen. Der veränderte Hormonhaushalt während der Schwangerschaft bedingt ganz natürlich Wassereinlagerungen im Gewebe. Diese sind auf der Waage als Kilogramm zu sehen, haben aber nichts mit Fettzuwachs am Körper zu tun. Angemessene Ernährung und Bewegung vorausgesetzt, wird sich auch das Gewicht nach der Geburt, insbesondere wenn gestillt wird, in der Regel wieder einpendeln.

Folgende Bachblüten werden es Ihnen erleichtern, einen entspannten Umgang mit Ihrer Ernährung zu finden. Mit einer für Sie passenden Bachblütenmischung wird es Ihnen leichter fallen, optimale Nahrungsmittel auszuwählen, und zwar instinktiv.

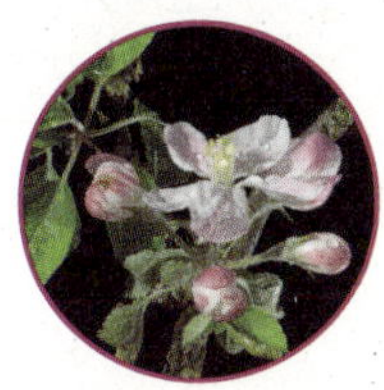

Crab Apple

Mein Körper weiß, was er braucht

Sie hängen sehr stark am Konzept einer »richtigen« Ernährung. Da darf es keine Ausnahme von den vielen Regeln geben, sonst fühlen Sie sich »vergiftet, beschmutzt, undiszipliniert«. Ihre Gedanken kreisen ständig um Kalorien, Gluten-, Laktose- oder Kohlenhydratanteile in Ihrer Nahrung. Ob Ihnen das Essen schmeckt, spielt keine Rolle. Haben Sie einmal dennoch »gesündigt«, reagieren Sie mit »reinigender« Kost über Tage, egal, wie Sie sich damit fühlen.

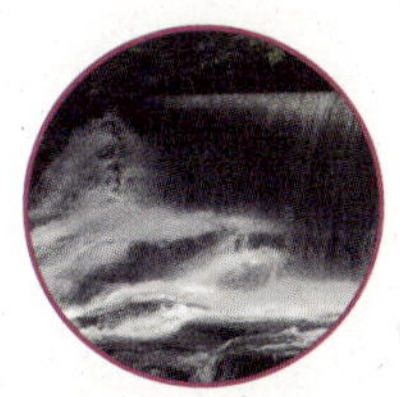

Rock Water

Mein Körper kennt das rechte Maß

Sie sind sehr streng mit sich selbst, haben extrem hohe Ansprüche an das Ergebnis Ihres Tuns. Und wenn Sie dieses erreicht haben, kommt keine Freude darüber auf, denn im Kopf kreist schon die nächste anspruchsvolle Aufgabe.
Im Unterschied zu Crab Apple ist bei Rock Water der Dreh- und Angelpunkt Disziplin, egal, wobei und wofür. Crab Apple fokussiert auf Reinheit.

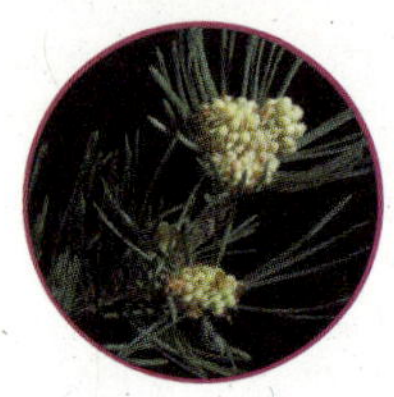

Pine

Mein Körper hat seine eigene Schönheit

Sie leben und arbeiten in allen Aspekten des Lebens übergewissenhaft und haben dabei ständig latente Schuldgefühle, da Sie Ihre unrealistischen Ziele nicht erreichen können. Das vermittelt Ihnen ein permanentes Gefühl von Minderwertigkeit, was Sie immer wieder mutlos sein lässt und zu vielen Selbstvorwürfen führt.
Bezogen auf das Thema Gewichtskontrolle und äußeres Aussehen wählen Sie die Bachblüte Pine, wenn Sie bei jeder Mahlzeit ein schlechtes Gewissen haben oder vor jedem Spiegel zusammenzucken, da Sie der Meinung sind, dass Ihr Aussehen inakzeptabel sei.

Raum für Ruhe schaffen

»Ich bin immer für andere da!« Hinter diesem Anspruch steckt ein großes Kontrollbedürfnis. Sie leben in ständiger, latenter Angst, dass etwas Schlimmes passiert, wenn Sie nicht dabei sind und mitreden oder -handeln können. So erleben Sie ständige Anspannung und Zerrissenheit und können sich nicht die jetzt erforderlichen Ruhepausen gönnen. Ein sehr unbequemes Lebensgefühl, das Sie während Schwangerschaft, Geburt und Stillzeit daran hindern wird, Ihre Mutterschaft zu genießen.
Folgende Bachblüten unterstützen Sie, dieses Unabkömmlichkeitsgefühl zu überwinden:

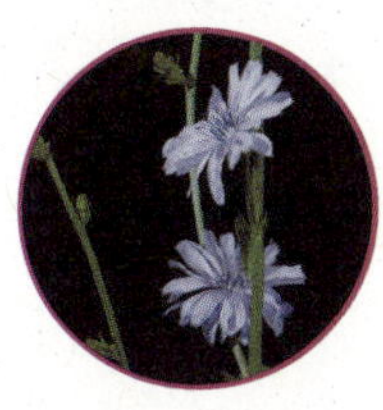

Chicory

Ich gebe im rechten Maß

Sie sind in Ihrer Familie als »Übermutter« bekannt. Sie glauben zu wissen, was für Ihre Lieben gut ist. Es verletzt Sie, wenn diese Ihre Fürsorglichkeit nicht zu schätzen wissen oder gar als Belastung empfinden. Dann ziehen Sie sich beleidigt zurück und haben das Gefühl, dass niemand Sie liebt und niemand erkennt, was Sie alles für andere tun. Auch sind Ihnen Eifersuchtsgefühle nicht unbekannt. Im Grunde sind Sie ein warmherziger Mensch mit großer persönlicher Kraft. Diese im rechten Maß dosieren zu lernen, wird auch dem erwarteten Baby sehr zugutekommen.

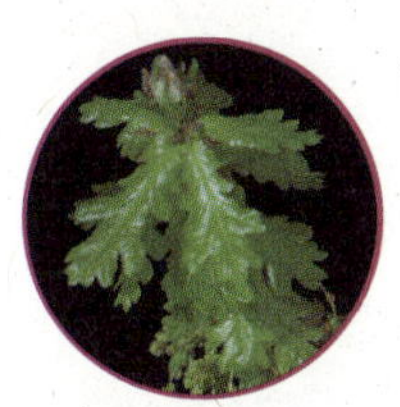

Oak

Ich teile meine Kraft gut ein

Hier sehen wir eine andere Variante des Unabkömmlichkeits-Gefühls: Sie sind extrem pflichtbewusst und zuverlässig. Wenn Sie zu einer Aufgabe Ja gesagt haben, dann erfüllen Sie Ihren Anteil, egal, wie es Ihnen damit geht. Sie gehen z. B. mit Fieber in die Arbeit, weil der Monatsabschluss nur von Ihnen gemacht werden kann. Sie nehmen keinerlei Rücksicht auf sich selbst, treiben Raubbau mit Ihrer körperlichen Kraft. Die Tendenz, sich immer wieder zu übernehmen, sollte vor, spätestens während der Schwangerschaft gemildert werden. Ein vollkommenes Auflösen dieses Verhaltensmusters wäre ein zu hoher Anspruch – üben Sie jetzt gleich, und lassen Sie diesen Anspruch an sich selbst fallen.

Raum für andere schaffen

Üben Sie jetzt, vor einer geplanten Schwangerschaft, in Ihrem Alltag immer wieder den Satz: »Bitte hilf mir bei …« Falls Sie schon schwanger sind – üben Sie diese Worte täglich, so häufig wie möglich. Wenn Sie ein Baby erwarten oder im Arm halten, brauchen Sie, zumindest in der ersten Zeit nach der Geburt, Hilfe bei den alltäglichen Aufgaben. Wenn Ihnen das Annehmen von Hilfe schwerfällt, lassen Sie sich von folgenden Bachblüten unterstützen:

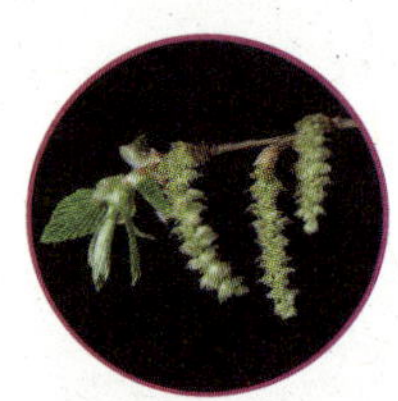

Hornbeam

Ich kann um Hilfe bitten

Sie fühlen sich schnell total überfordert, haben das lähmende Gefühl, nichts auf die Reihe zu bekommen. Selbst für das Bitten um Hilfe fühlen Sie sich häufig zu ausgelaugt. Sie kennen das Gefühl, überfordert zu sein, nur zu gut. Sie haben hohen Anspruch an Ihre Leistung, zugleich ein ausgeprägtes Perfektionsstreben, gepaart mit wenig Selbstwertgefühl. Eine emotional brisante Mischung. Wenn es Ihnen gelingt, sich zunächst zurückzulehnen, tief durchzuatmen, die Bachblüte Hornbeam einzunehmen, dann werden Sie bald diesen sehr leistungsstarken Menschen in sich wiederentdecken. Sie haben tief in Ihrem Inneren die Fähigkeit, sehr genau einschätzen zu können, was an Aufgaben zu Ihnen passt und was nicht. Wenn es Ihnen durch Ruhe und Unaufgeregtsein gelingt, an dieses Gefühl wieder heranzukommen, dann wird Ihnen vieles, wenn auch nicht alles, gelingen, und Sie werden dabei vital und leistungsstark bleiben und ohne Zögern auch um Hilfe bitten können.

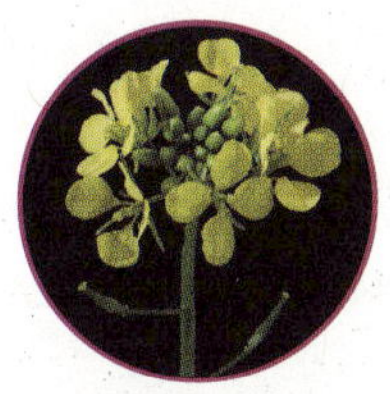

Mustard

Ich schaue auf die Sonnenseite

Sie leiden an depressiver Verstimmung, die sich durch Freudlosigkeit, Mangel an Humor oder ganz allgemeine Unlust äußert. Diese Niedergeschlagenheit ist ein oft zu beobachtender Zustand in Zeiten hormoneller Umstellungen. Und es ist diese Verstimmung, die Sie hindert, sich Hilfe zu erbitten. Eine sehr unerfreuliche Abwärtsspirale, in der Sie sich bewegen, in einer Zeit, die »freudige Erwartung« genannt wird und fast wie Hohn in Ihren Ohren klingt.

Wählen Sie Mustard, bei Bedarf noch mit anderen Blüten gemischt, und nehmen Sie Ihre »Gute-Laune-Mischung« wenigstens über zwei bis drei Wochen mehrmals täglich ein – auch wenn Sie schon nach wenigen Tagen das Gefühl haben, dass die Welt um Sie herum wieder viel freundlicher erscheint. Ihre gute Laune soll anhalten!

Dann wird es für Familie und Freunde eine Freude sein, Ihnen helfen zu dürfen.

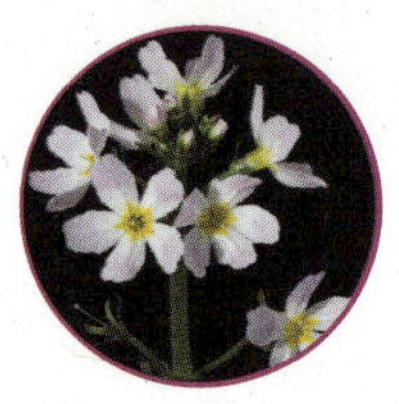

Water Violet

Ich suche mir Unterstützung

Sie sind introvertiert, eine Einzelgängerin, erleben sich vom Rest der Menschheit getrennt, und es fällt Ihnen sehr schwer, diese Mauer der Kontaktarmut zu überwinden. Sie kennen diese Hürde, für Sie nichts Neues. Sie lieben Ihre Unabhängigkeit, Ihre Freiheit, Sie ertragen es nicht, wenn sich andere in Ihre Angelegenheiten einmischen. Doch jetzt erwarten Sie ein Kind – oder planen dies. Suchen Sie sich ein, zwei Menschen, denen Sie vertrauen wollen, die Ihre Reserviertheit akzeptieren, die selbst ein sehr feines Gefühl für erwünschte Nähe oder für den Wunsch nach Abstand haben. Dies sind die Helfenden, die Sie jetzt brauchen werden. Nehmen Sie Water Violet, und wagen Sie den Sprung in das Abenteuer des menschlichen Zusammenseins.

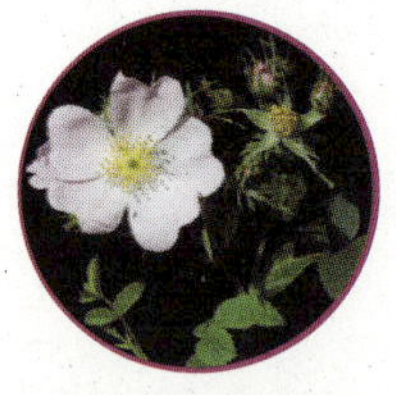

Wild Rose

Ich lasse die Müdigkeit hinter mir

Sie sind so unendlich müde und antriebslos (Achtung: Bitte Blutarmut abklären lassen!), dass Sie sich nicht in der Lage fühlen, eine bittende Hand auszustrecken. Sie können sich zu nichts aufraffen, bleiben aber immer höflich, freundlich und leiden still. Befinden Sie sich möglicherweise im Stadium der Rekonvaleszenz nach einer längeren Krankheit? Oder ist Ihnen Ihre Antriebslosigkeit schon lange vertraut? In jedem Falle ist jetzt die Bachblüte Wild Rose empfehlenswert, begleitend zu den stärkenden Maßnahmen, die Ihnen Ihr Arzt oder Heilpraktiker empfehlen wird. Raffen Sie sich auf, und bitten Sie um Unterstützung im Haushalt und bei allen anderen anfallenden Alltagsaufgaben – umso schneller werden Sie wieder voller Lebenslust Ihren Alltag genießen dürfen.

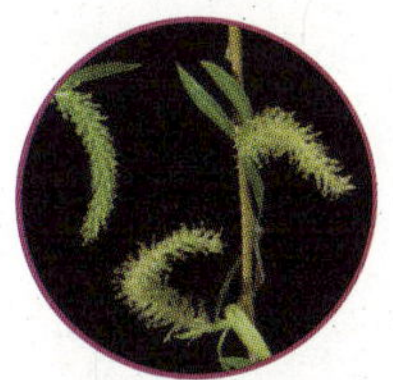

Willow

Ich lasse mich nicht entmutigen

Sie haben um Hilfe gebeten, ein großer Schritt für Sie, aber der/die andere/n hatte/n gerade keine Zeit. Sie sind frustriert, ziehen sich in die Schmollecke zurück und grollen dem bösen Schicksal. Sie drohen zu verbittern, und alles erscheint Ihnen schlimmer als vor Ihrem mutigen Ruf nach Hilfe. Willow wird Ihnen den Schritt über diese steile Schwelle der Kommunikation erleichtern.

Bachblüten während der Schwangerschaft

Die Schwangerschaft ... der Beginn eines ur-weiblichen Lebensabschnittes – Freude, Entsetzen, Ungläubigkeit, Angst, erlösendes Glück ... eine Achterbahn der Gefühle, unkontrollierbarer, wechselnder Emotionen. Ganz nach persönlichem Lebensplan ist der endgültige Bescheid, schwanger zu sein, Himmel oder Hölle. Und alle Stufen dazwischen, wenn diese Tatsache langsam mit dem Verstand erfasst wird. Gefühle der Einsamkeit, des nicht Verstandenwerdens, Gefühle der Unsicherheit, Hilflosigkeit, panische Ängste, weiblicher Stolz, Gefühl großer Erleichterung – endlich(!) schwanger – manchmal aber auch das Gefühl, »es« ungeschehen machen zu wollen. Und dann: Alle um mich herum scheinen zu wissen, was gut und richtig ist – nur ich nicht. Empfehlungen, Tipps, Warnungen, rigorose Hinweise ... alles kommt vor. Alle Frauen im Bekanntenkreis, die schon Mütter sind, erzählen ihre schönsten und vor allem schrecklichsten Schwangerschafts- und Geburtserfahrungen.
Fragen tauchen auf: Worauf habe ich mich bloß eingelassen? Wer kann mich jetzt auffangen? Wer mir Sicherheiten garantieren? Wer beschützt mich vor all den Gefahren, auf die ich mich jetzt einlassen muss? Eine verlässliche Begleiterin, schon in der vorgeburtlichen Zeit, ist die Hebamme. Idealerweise die gleiche Frau,

die Sie auch nach der Geburt betreuen wird. Suchen Sie sich frühzeitig diese erfahrene Begleitung.
Ein Kind zu erwarten, zu gebären und durch die ersten Wochen seines Lebens zu begleiten – wer erzählt der unerfahrenen, werdenden Mutter von der Kraft ihrer weiblichen Weisheit, die in jeder Frau schlummert? Wer stärkt ihre Sicht auf das halb volle Glas und löst die Hypnose, auf das halb leere zu starren? Wer erzählt ihr von guten Schwangerschafts- und Geburtserfahrungen, von Frauenkraft und Mütterweisheit? Das Leben, das sich fortentwickelt, immer weiterschreitet durch Jahrhunderte, Jahrtausende. Und es sind wir Frauen, die dieses Leben hervorbringen. Warum glauben wir so wenig an unsere Kraft, an unser intuitives Wissen? Was ist verloren gegangen in uns und damit auch in der menschlichen Gemeinschaft? Was hindert uns daran, Schwangerschaft, Geburt und Stillen als den weiblichen Weg zu tiefer

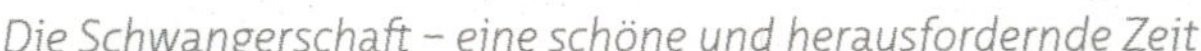

Die Schwangerschaft – eine schöne und herausfordernde Zeit

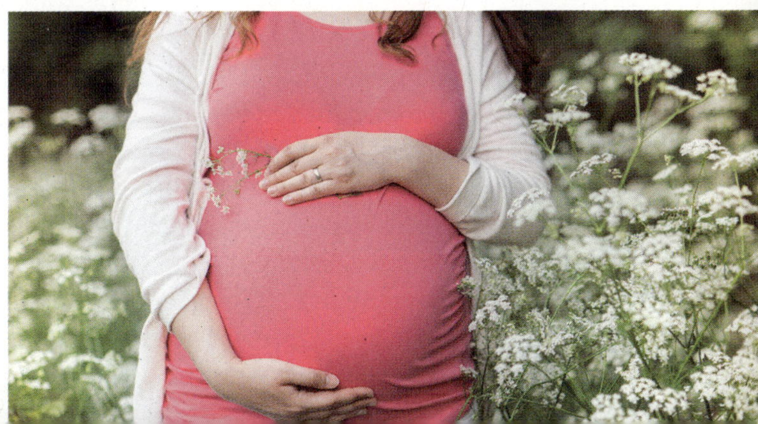

Lebensweisheit zu erkennen? Warum sind wir so sehr auf das »perfekte Ergebnis«, ein gesundes Kind, fixiert und erkennen nicht die Notwendigkeit und Kraft aller Erfahrungen auf dem Weg dorthin.
Sie sind schwanger. Sie durchleben jetzt Wochen mit völlig neuen Körpergefühlen, überwältigenden, emotionalen Empfindungen, großer Instabilität der Gefühle. Sie durchleben Freude und Angst so intensiv, wie vorher nicht und auch nachher nicht mehr und wachsen dabei über sich hinaus. Sie lassen die junge Frau hinter sich. Sie entwickeln in sich mütterliche Kraft und Weisheit, die Ihnen im Kreis des Lebens einen unanfechtbaren Ehrenplatz zuteilt. Seien Sie stolz und neugierig, wie diese Schwangerschaft Sie formen wird. Freuen Sie sich auf den neuen kleinen Menschen, auf die Erfahrung, den Fluss des Lebens aus sich selbst heraus zu gebären ... (davon im nächsten Kapitel, Seite 84 ff.).

Hilfe bei Angst

Gefühle der Angst werden von allen Menschen unterschiedlich wahrgenommen. Dr. Bach hat für die häufigsten Angstgefühle fünf verschiedene Blüten gefunden und die typische Angstform hierzu beschrieben. Wählen Sie die passendste Blüte für sich. Es ist durchaus möglich, dass mehrere Angstblüten zutreffen und diese dann in einer Mischung (siehe Seite 12 ff.) eingenommen werden. Außerdem können noch Ergänzungsblüten dazugemischt werden, Blüten, die vor allem die Ursachen der Ängste ansprechen. Auch diese werden dazu gemischt, aber achten Sie bitte darauf, nicht mehr als vier Blüten zu wählen, und erinnern Sie sich immer wieder, dass eine Bachblütenbehandlung dem Zwiebelschälen gleicht – es wird Schicht für Schicht gelöst.

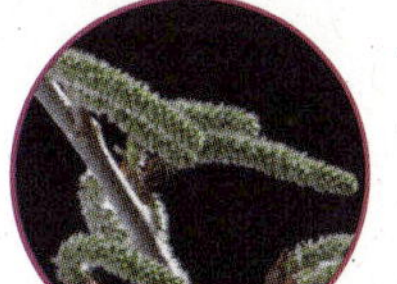

Aspen

Ich vertreibe die Gespenster

Hier handelt es sich um eine diffuse Angst. Sie wissen nicht genau, wovor. Manche Menschen beschreiben diesen Angstzustand als ein Gespenst, das sie umschleicht, das sie nicht fassen und nicht benennen können, das aber fast körperlich spürbar gegenwärtig ist. In der Schwangerschaft ist dies oft eine nicht fassbare Unruhe, die Sie von Zimmer zu Zimmer gehen lässt, ohne genau zu wissen, was Sie tun wollen oder sollen. Es ist das Gefühl, wie wenn eine Bedrohung irgendwo in einer Zimmerecke versteckt ist, ungreifbar, nicht beschreibbar. Sie sprechen ungern darüber, da Sie befürchten, für verrückt gehalten zu werden.

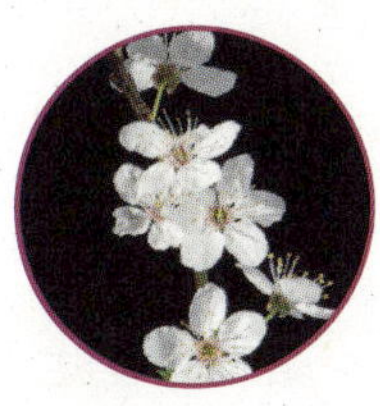

Cherry Plum

Ich kann mit Unsicherheit umgehen

Es geht um die Angst, innerlich loszulassen, das Gefühl, den Verstand zu verlieren, hysterische Gefühlsausbrüche, Angst, dass etwas Schreckliches passieren könnte – die Betonung liegt auf KÖNNTE. Und es gibt im Augenblick keinen konkreten Anlass im Außen für diese terrorisierende Angst. Dieses Gefühl lässt Sie hektisch reagieren, Sie sind extrem reizbar und haben das deutliche Gefühl, auf einem Vulkan zu tanzen. Ihre Mitmenschen bemerken möglicherweise, dass Ihr Blick starr ins Nirgendwo gerichtet ist und Sie auf Nachfragen unangemessen oder gar nicht reagieren. Auf der Körperebene ist Ihre ganze Muskulatur total verkrampft, vor allem im Schulter-Nacken-Bereich. Sie beginnen, nachts mit den Zähnen zu knirschen. Sie neigen schon jetzt, zu Beginn der Schwangerschaft, zu Obstipation (Verstopfung), die vor der Schwangerschaft kein Thema für Sie war.

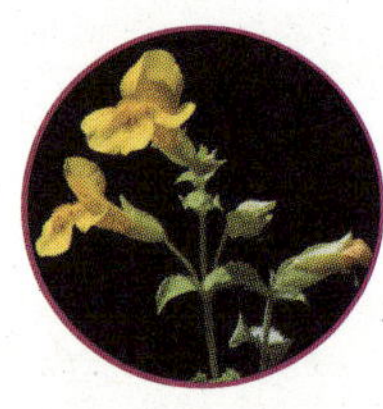

Mimulus

Ich vertraue meiner Kraft

Sie ist die Blüte bei konkreten Ängsten. Sie wissen, wovor Sie Angst haben, und können dies auch klar beschreiben. Doch Sie fühlen sich diesen Ängsten gegenüber hilflos und finden kein Mittel, diese aufzulösen. Sie reagieren sehr sensibel auf Umweltreize, wie Lärm, unfreundliche Mitmenschen, schlechte Luft, allgemeine Hektik. Vielleicht waren Sie schon immer ein sensibler Mensch – aber jetzt, in der veränderten Hormonlage, reagieren Sie mit Angst. Mimulus ist für die meisten Frauen am Ende der Schwangerschaft empfehlenswert, wenn die Angst vor der Geburt großen Raum im Denken einnimmt und sie innerlich nicht mehr zur Ruhe kommen lässt.

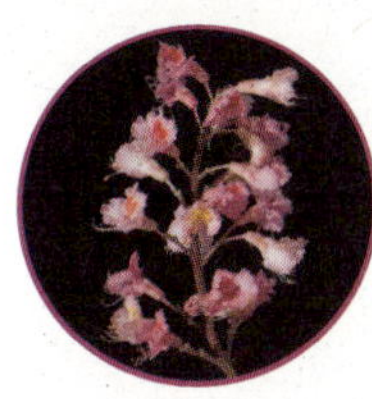

Red Chestnut

Ich finde mein Gleichgewicht

Bei übertriebener Angst um andere. Während der Schwangerschaft betrifft dies meist die Angst um das heranwachsende Kind. Plötzlich beschleunigt sich Ihr Pulsschlag, der Atem geht schneller, Sie werden den Gedanken nicht los, Ihr Kind könnte behindert sein. Sie haben das Gefühl, das Baby hätte sich schon Stunden nicht mehr bewegt. Ihre Hände zittern – Sie sind den Tränen nahe. Red Chestnut ist auch die Blüte der Wahl bei grundloser Angst um nahestehende Personen, wie z. B. um den Partner, der verreist ist, oder die älter werdenden Eltern, die sich schon eine Woche nicht gemeldet haben. Ihre innere Bilderwelt ist voller Szenarien, was Ihren Lieben alles zustoßen könnte. Und all diese Ängste trüben Ihre Freude auf das Baby und, was schlimmer ist: Sie rauben Ihnen körperlich wie seelisch Kraft und setzen eine Negativspirale in Gang.

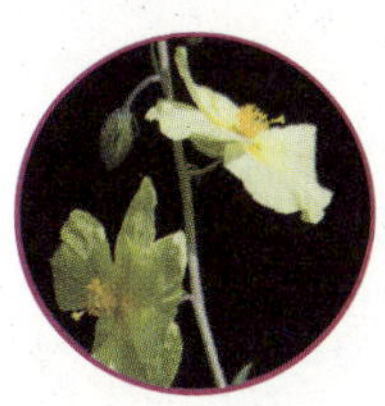

Rock Rose

Ich finde festen Halt

Panikartige Angst, die plötzlich und scheinbar grundlos auftaucht. Blankes Entsetzen kann Sie, jetzt in der

Schwangerschaft, besonders häufig nachts plagen. Sie wachen auf, das Herz rast, der Atem geht viel zu schnell. Sie sind wie erstarrt und unfähig, sich zu bewegen. Es gibt im Außen keinen Grund hierfür. Langsam beruhigt sich Ihr Körper, Schweiß tritt auf die Oberlippe und Stirne, und Sie fühlen sich geschwächt. Ihr Baby bewegt sich unruhig im Bauch, tritt und stößt vielleicht, und Sie wollen nur noch weinen und in den Arm genommen werden.

INFO

BITTE BEACHTEN!

Die in den folgenden Abschnitten aufgeführten Irritationen können mit dazu beitragen, dass Sie Angst empfinden. Lesen Sie daher alle Abschnitte aufmerksam durch. Wenn Sie sich von einer der beschriebenen Blüten besonders angesprochen fühlen, fügen Sie diese Ihrer persönlichen »Angstmischung« bei.

Selbstverständlich können die unten beschriebenen emotionalen Dysbalancen auch ohne Angstgefühl auftreten. Wählen Sie immer diejenigen Blüten, die im Augenblick Ihre am meisten irritierenden Verhaltensmuster beschreiben. Mischen Sie die betreffenden Blüten miteinander, jedoch nicht mehr als vier Blüten in einer Mischung.

Hilfe bei Unsicherheit

Vor allem ist das Gefühl der Unsicherheit während der ersten Schwangerschaft sehr präsent. Die werdende Mutter weiß nicht wirklich, was auf sie zukommt, auch wenn sie noch so viele Bücher liest, Videos anschaut, Erzählungen von Müttern lauscht, das Internet durchforstet. Es bleibt für sie dennoch Theorie. Doch auch mehrfach Gebärende können Unsicherheit und mangelndes Selbstvertrauen durchleben, denn erfahrungsgemäß gestaltet sich jede Schwangerschaft anders. Unsicherheitsgefühle werden aber auch durch körperliche Erschöpfung oder Mangelzustände begünstigt. Veranlassen Sie daher bei anhaltenden Unsicherheitsgefühlen eine Blutkontrolle zur Abklärung einer möglicherweise bestehenden Anämie oder eines Mineralstoff- und Vitaminmangels. Eine Substitution der Mangelzustände kann nicht durch Bachblüten erfolgen. Aber diese Blüten können helfen, einen seelischen Mangelzustand auszugleichen. Ein Mensch, der sich in Balance befindet, verwertet aufgenommene Nährstoffe intensiver und nachhaltiger.

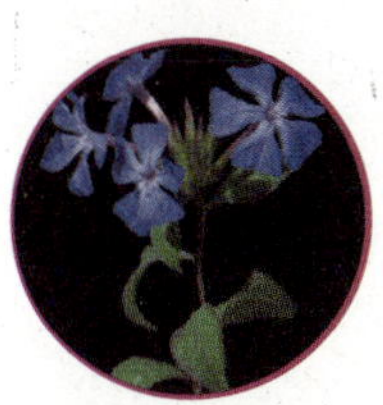

Cerato

Ich vertraue meiner inneren Weisheit

Cerato ist bei mangelndem Vertrauen in die eigene Intuition angezeigt oder wenn der eigenen, fundierten Urteilskraft nicht geglaubt wird. Sie fragen dann andere

Personen häufig um Rat, auch wenn Sie auf Ihre Fragen die Antwort längst wissen. Sie legen mehr Wert auf die Meinung anderer, als auf Ihre eigene Lebenserfahrung. Diese Haltung kann sich auch in einem übertriebenen Informationshunger äußern. Sie lesen zu jeder Bemerkung von ärztlicher Seite Abhandlungen hierzu im Internet. Das angehäufte Wissen wird jedoch nicht angewendet, und es verwirrt Sie mehr, als es Ihnen eine Hilfe ist. Irgendwann stehen Sie völlig hilflos da und wissen nicht mehr, wem und was Sie glauben sollen.

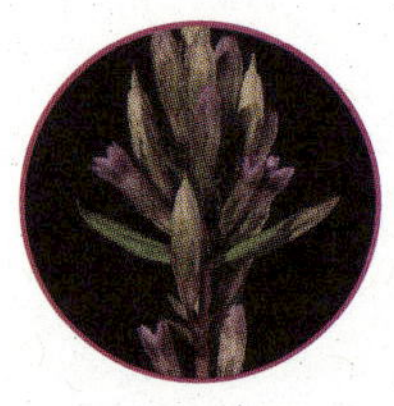

Gentian

Ich werde meinen Weg gehen

Sie ist oft die Folgeblüte von Cerato, wenn Skepsis und Zweifel überhandgenommen haben, Sie sich total entmutigt fühlen und unter quälenden Zukunftsängsten leiden. Diese Haltung fördert die Tendenz, aufgrund von Selbstzweifeln zu früh aufzugeben, und ist in der Schwangerschaft eine wichtige Blüte bei drohendem Abgang oder bei der Gefahr einer Frühgeburt.

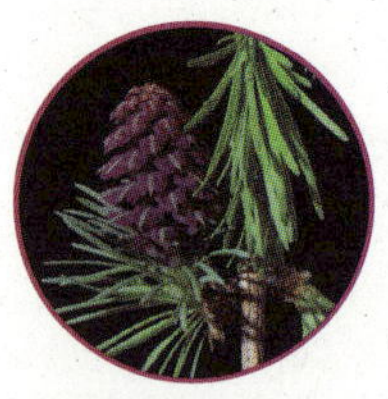

Larch

Ich kann mich auf meine Kraft verlassen

Sie ist die Hauptblüte bei mangelndem Selbstvertrauen, oft in Verbindung mit Minderwertigkeitsgefühlen. Man bewundert andere Schwangere und Mütter und glaubt nicht an eigene Kraft und Fähigkeiten. Fehlschläge werden erwartet, ja, man hält diese für die wahrscheinlichere Zukunft. Dadurch wird ein komplikationsloser Verlauf der Schwangerschaft infrage gestellt. Diese Negativspirale kann mit der Einnahme von Larch durchbrochen werden.

Hilfe bei Ungeduld

Es gibt während der Schwangerschaft Situationen, die das Gefühl von Ungeduld mit großer Sicherheit aufkommen lassen. Im ersten Drittel der Schwangerschaft ist dies häufig die Übelkeit, die nicht aufhören will. Im zweiten Drittel lauschen viele Frauen ungeduldig in sich hinein, um die Bewegungen ihres Kindes wahrzunehmen. Auch die großen Untersuchungen bezüglich Missbildungen werden mit Ungeduld und häufig auch unterschwelliger Angst erwartet. All diese Herausforderungen sollen endlich der Vergangenheit angehören. Das letzte Drittel der Schwangerschaft wird besonders intensiv mit Tagen voller Ungeduld durchlebt: der lang ersehnte Mutterschutz, Babys Kindernest fertig gestalten, die letzten Teile der Erstausstattung einkaufen … Warum ist das noch nicht passiert? Und dann die große Frage: Wann ist es endlich so weit?
Ungeduld ist ein schlechter Therapeut und behindert einen reibungslosen Schwangerschaftsverlauf und letztendlich die Geburt.

Hier eine Auswahl an Bachblüten, die Sie ruhiger und gelassener werden lassen. Welche Blüte spricht Sie am meisten an?

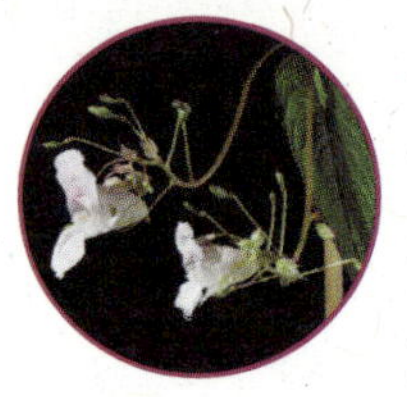

Impatiens

In der Ruhe liegt die Kraft

Sie ist die wichtigste Blüte bei Ungeduld. Alles soll schnell und ohne Zwischenfall verlaufen. Menschen, die ihre Arbeit mit Bedacht machen und ruhig eines nach dem anderen erledigen, können Sie jetzt bis zum gefühlten Wahnsinn treiben. »Soll ich dir die Schuhe unterm Laufen besohlen?«, würden Sie am liebsten laut hinausschreien. Die Ungeduld führt zu hoher mentaler Anspannung und zugleich zu körperlicher Verspannung. Ein Zustand, der am Ende der Schwangerschaft definitiv nicht erwünscht ist. Wenn Sie oben beschriebene Impulse und Gefühle bei sich beobachten, gönnen Sie sich Erholung und Entspannung mit Impatiens, eventuell noch kombiniert mit folgenden Blüten:

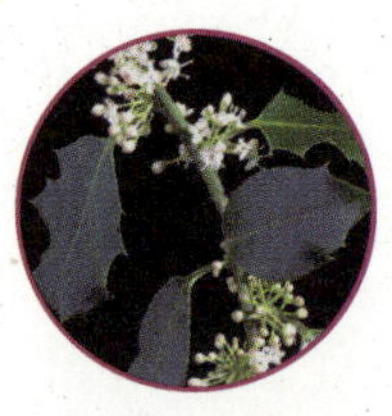

Holly

Alles wird sich finden

Wenn neben der Ungeduld gleichzeitig eine sehr starke Reizbarkeit besteht, Sie zu unkontrollierbaren Wutausbrüchen neigen, die dann wiederum zu einem schlechten Gewissen führen, das Sie wiederum ungeduldig mit sich selbst sein lässt ... durchbrechen Sie diese Negativspirale jetzt mit einer Mischung aus den Blüten Impatiens und Holly.

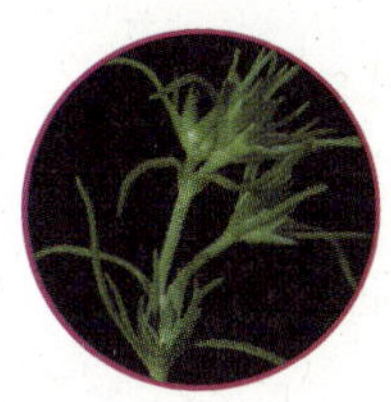

Scleranthus

Eines nach dem anderen

Sie wird zusammen mit Impatiens eingenommen, wenn Sie ungeduldig und zugleich unentschlossen von einer Aufgabe zur nächsten hetzen. Sie können sich nicht entscheiden, was für Sie wichtig ist, was als Erstes erledigt werden muss und was delegiert werden kann. Sie haben das Gefühl, vor einem unübersehbaren Berg verschiedenster Aufgaben zu stehen. Sie haben Ihre Orientierung, Ihren Weg verloren. Ihre Stimmung schwankt extrem zwischen großer Fröhlichkeit, Zuversicht, Optimismus und tiefer Niedergeschlagenheit, Hoffnungslosigkeit und Unfähigkeit, sich auf eine Sache zu konzentrieren.
Auch körperlich zeigen sich Symptome dieser inneren Zerrissenheit im Schwanken zwischen Hunger und Appetitlosigkeit, Durchfall und Verstopfung, Hitzegefühl und Frieren sowie wandernden Schmerzen im ganzen Körper.

Hilfe bei depressiver Verstimmung

Leichte depressive Verstimmungen sind in Phasen hormoneller Umstellung nichts Ungewöhnliches. Doch ist es sehr schade, wenn Sie sich über mehrere Wochen nicht auf das werdende Leben freuen und diese ganz besondere Zeit genießen können. Hier werden Ihnen folgende Bachblüten helfen, die Sonne im Herzen wieder scheinen zu lassen:

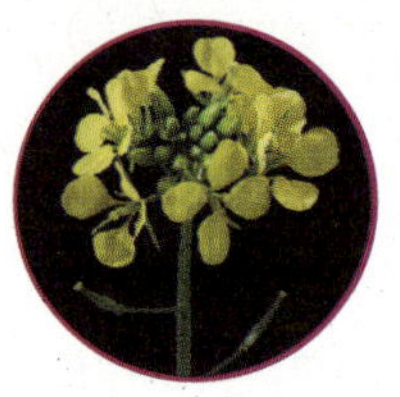

Mustard

Ein Lächeln wird mir geschenkt

Sie ist die wichtigste Bachblüte bei depressiver Verstimmung. Sie ist angezeigt, wenn Sie das Gefühl haben, die Farbe sei aus Ihrem Leben verschwunden und belastendes Grau habe sich breitgemacht. Die Sonne hat sich hinter dicken Wolken versteckt, es ist dunkler um Sie herum geworden. Eine leise Traurigkeit zieht durch Ihr Herz, das wehmütige Gefühl will nicht mehr weichen. Sie hören traurige Musik und weinen oft – aber es erleichtert sie nicht. Sie gehen spazieren, aber die Natur um Sie herum erscheint Ihnen wie in weiter Ferne und kann Sie nicht erfreuen. Sie sind vom pulsierenden Leben um sich herum wie abgeschnitten, und Fröhlichkeit und Leichtigkeit will sich nicht mehr einstellen – dann greifen Sie zu Mustard, dem leuchtend gelb blühenden Ackersenf. Holen Sie sich einen Strauß gelb blühender Blumen nach Hause oder einen Korb voll Zitronen. Neben der Farbe Gelb und Orange und der Einnahme von Mustard kann dunkle Stimmung nicht lange bestehen. Lächeln Sie, auch wenn Ihnen nicht danach ist. Allein das Aktivieren dieser Muskelpartien im Gesicht lässt Endorphine (Glückshormone) im Gehirn vermehrt ausschütten.

INFO

HOLEN SIE SICH HILFE

Bachblüten und/oder die genannten einfachen Hilfen im Alltag ersetzen keine ärztliche Beratung bei anhaltend starken depressiven Zuständen. Wenn Sie morgens nicht mehr aufstehen wollen oder können, wenn Sie nicht mehr in der Lage sind, Ihre täglichen Aufgaben zu bewältigen, obwohl Sie eigentlich gern möchten, wenn Sie das Gefühl haben, keinen Ausweg mehr zu sehen, dann lassen Sie sich von einem Fachmann/einer Fachfrau beraten.

Ergänzen können Sie Mustard bei Bedarf mit folgenden Bachblüten:

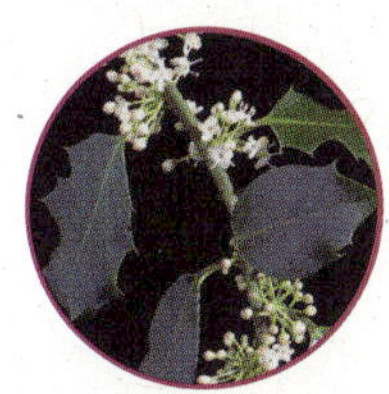

Holly

Das Licht wird mir gezeigt

Wenn Wut oder Aggressionen über lange Zeit unterdrückt wurden, kann dies zu depressiver Verstimmung führen. Sie führen lange anklagende innere Dialoge, setzen aber kein Zeichen im Außen. Ihre Stimmung sinkt mehr und mehr, scheinbar grundlos. Sie sind gereizt und weinen schnell. Ihre Umgebung ist vielleicht der Ansicht, dass dies unvermeidbare Stimmungstiefs in der Schwangerschaft sind – aber das stimmt nicht. Weder Sie noch Ihre Lieben müssen diesen unerfreulichen Zustand ertragen. Nehmen Sie Mustard und Holly zusammen täglich und häufig ein. Fünf- bis sechsmal vier Tropfen auf die Zunge über den Tag verteilt, werden Ihnen mit großer Wahrscheinlichkeit schnell helfen, aus diesem Stimmungstief herauszukommen und Ihre Bedürfnisse angemessen und klar zu formulieren.

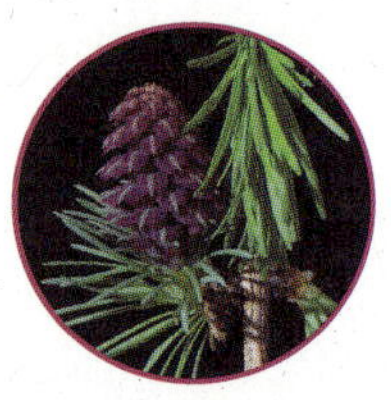

Larch

Ich kann meine Möglichkeiten erkennen

Mangelndes Selbstvertrauen und das Gefühl, nie gut genug zu sein, ist ebenfalls ein häufiger Auslöser für depressive Verstimmung. Sie ziehen sich mehr und mehr in sich zurück, sind der Meinung, dass alle anderen geschickter sind als Sie, dass Sie es eben »nicht drauf haben«. Sie verlieren mehr und mehr den Zugang zu Ihren Wünschen und Bedürfnissen, all Ihre Pläne scheinen sich in einem grauen Nebel aufzulösen. Sie wollen auch nicht mehr in den Spiegel schauen, weil Sie der Meinung sind, von

INFO

ACHTUNG EISENMANGEL!

Neben der Einnahme von Bachblüten muss auf regelmäßige Erholungszeiten geachtet werden sowie eine Schwangerschaftsanämie (Blutarmut und/oder Eisenmangel) ausgeschlossen sein bzw. behandelt werden.

Tag zu Tag hässlicher zu werden. Höchste Zeit, Mustard in Kombination mit Larch einzunehmen, und zwar so lange, bis Sie das Gefühl haben, wieder ganz und gar bei sich selbst angekommen zu sein.

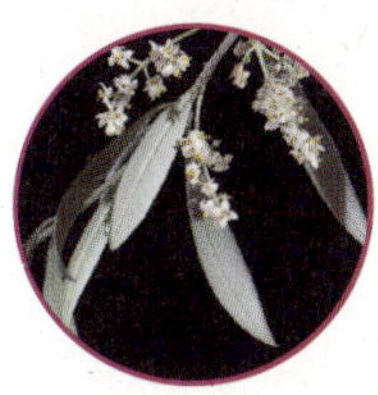

Olive

Ich spüre neue Kraft

Im Zustand körperlicher Erschöpfung sind die meisten Menschen gereizt, denn sie haben das Gefühl, ständig überfordert zu werden, was durch anhaltende Beanspruchung auch der Fall ist. Kommt es nie zu einer ausreichenden Erholungsphase, geht die Gereiztheit über in depressive Verstimmung.
Olive eignet sich, neben der innerlichen Einnahme, sehr gut als belebender Badezusatz. Wählen Sie einen schönen Duft (Rose ist in der Schwangerschaft immer richtig), und geben Sie auf ein Vollbad zehn Tropfen Olive aus der Stockbottle mit ins Badewasser.

Hilfe bei Überforderung

Gerade in der fortgeschrittenen Schwangerschaft, wenn der Bauch groß und die Beine schwer sind, wenn ältere Kinder die Mutter täglich für ihre Bedürfnisse brauchen, das Berufsleben immer noch sehr fordernd ist und zudem viele Vorbereitungen für das erwartete Baby anstehen, haben viele werdende Mütter das Gefühl, dies alles nicht mehr zu schaffen. Neben der Fähigkeit, jetzt um Hilfe zu bitten, haben sich folgende Blüten bewährt:

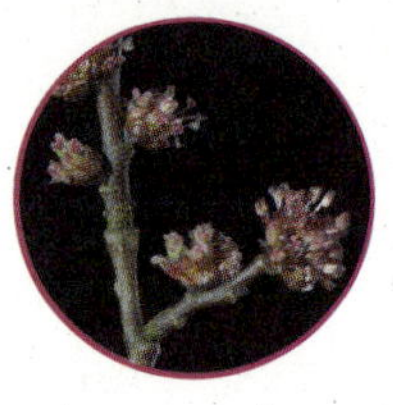

Elm

Ich finde den Mut durchzuhalten

Sie ist die zentrale Blüte bei dem Gefühl, den täglichen Aufgaben nicht mehr gewachsen zu sein. Sie hatten schon vor der Schwangerschaft einen hohen Anspruch an Ihre Leistungsfähigkeit und konnten dem immer genügen. Jetzt geht Ihnen die Puste aus, Sie haben das deutliche Gefühl, nicht mehr die Kraft zu haben, alles zu schaffen, und wollen, kurz vor dem Ziel, aufgeben. Sie befürchten, dass Sie die Anforderungen des Lebens überrollen, dass Sie versagen, dass Sie vielleicht die einzige Frau sein werden, die es nicht schafft, Ihr Kind auf die Welt zu bringen.
Wählen Sie Elm, und kombinieren Sie diese Bachblüte mit:

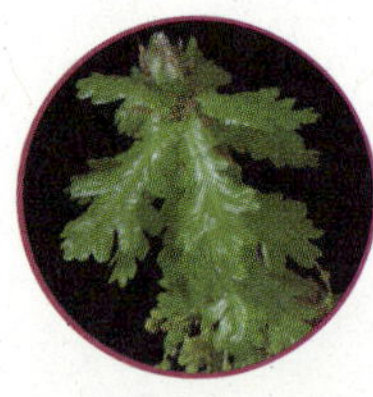

Oak

Ich lerne auszuruhen

Oak ist nützlich, wenn die Überforderung durch das Bedürfnis, Leistung zu zeigen, hervorgerufen wurde. Sie haben schon oft Ihr natürliches Ruhebedürfnis ignoriert, Erschöpfungsphasen als lästig empfunden und diese mit

Muntermachern überspielt. Sie sind immer sehr zuverlässig und übergehen Ihre körperlichen Bedürfnisse, wenn es darum geht, einmal gemachte Zusagen einzuhalten.

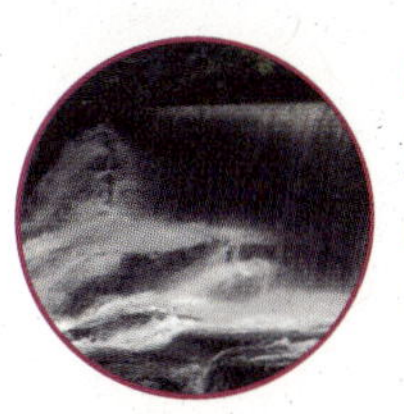

Rock Water

Ich kann erkennen, wie viel ich geleistet habe

Wenn die Ursache der Überforderung durch zu hohen Perfektionsanspruch ausgelöst wird. Selbstdisziplin wird großgeschrieben. Sie sind mit sich selbst niemals zufrieden. Es fällt Ihnen immer wieder eine Verbesserungsvariante ein, und Sie kennen daher nicht das Gefühl, fertig zu sein. Es gibt bei Ihren Aufgabenplanungen keinen definierten Schlusspunkt. Lernen Sie jetzt, diesen Punkt zu setzen und mit Freude und Entspannung die Zeit nach Beendigung der Aufgabe zu feiern. Rock Water wird Ihnen helfen, diesen wichtigen Schritt in eine entspannte und freudvolle Mutterschaft zu meistern.

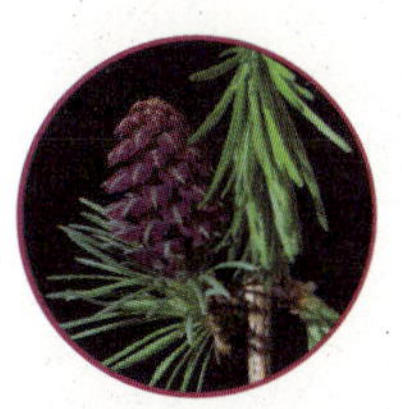

Larch

Ich akzeptiere meine wahre Größe

Larch empfiehlt sich bei Überforderungsgefühlen, die durch mangelndes Vertrauen in die eigene Kraft bedingt sind. Fehlschläge werden erwartet. Sie sind möglicherweise der Ansicht, dass alle anderen Frauen eine

Schwangerschaft locker bewältigen – nur Sie nicht. Vielleicht haben Sie andere negative Sichtweisen auf sich selbst, aber die grundlegende Tendenz ist, sich selbst kleinzureden und nicht in der Lage zu sein, die eigenen Fähigkeiten zu schätzen.

Hilfe bei Konzentrationsmangel

Es ist schön, eine träumende Schwangere zu beobachten, die ganz in sich versunken ist. Ihre Augen sind in weite Ferne gerichtet. Sie hält Zwiesprache mit ihrem Kind. Aber es gibt Situationen, in denen diese Art geistiger Abwesenheit nicht angezeigt ist, ja sogar gefährlich werden kann – z. B. beim Autofahren. Wenn Sie zu den Menschen gehören, die schnell die Verbindung zur Gegenwart und zum augenblicklichen Tun verlieren, empfehlen sich folgende Bachblüten:

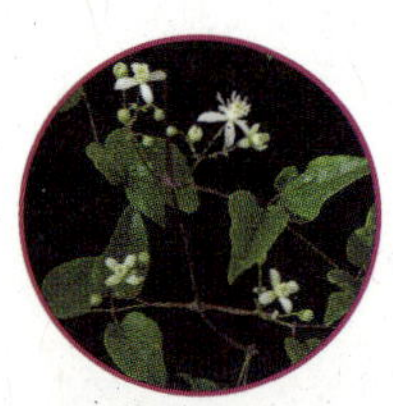

Clematis

Es gelingt mir, die Dinge auf den Punkt zu bringen

Wenn Sie häufig unter Benommenheit leiden, wenig Vitalität besitzen, auffallend blass sind, dann ist, neben der Behandlung einer möglichen Blutarmut (bitte unbedingt abklären), zusätzlich die Einnahme von Clematis zu empfehlen. Clematis hilft, wenn es Ihnen schwerfällt, sich auf konkrete Aufgaben zu konzentrieren. Ihre Gedanken schweifen überall umher. Sie denken nicht über eine Sache nach, Sie schweben zwischen vielen Themen, kommen letztendlich aber zu keinem Ergebnis. Vielleicht wissen Sie noch nicht einmal, in welchen Gedankenwelten Sie gerade schwebten.

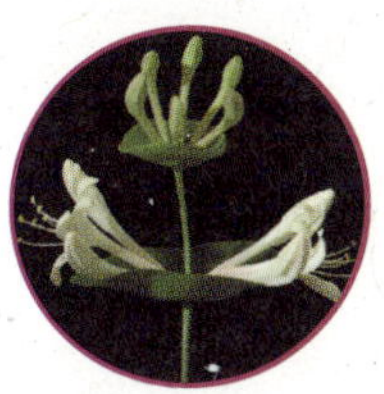

Honeysuckle

Es gelingt mir, in der Gegenwart zu bleiben

Sie leben mehr in der Vergangenheit als in der Gegenwart. Sie denken mit Wehmut an alte Zeiten, die Ihnen verlockender erscheinen als der gegenwärtige Augenblick. Sie bedauern verpasste Chancen, haben aber nicht den Elan, aktuelle Möglichkeiten zu ergreifen. Dies nimmt Ihnen den erforderlichen Schwung, Ihr Leben zu gestalten, und Sie flüchten sich in altbekannte Muster.

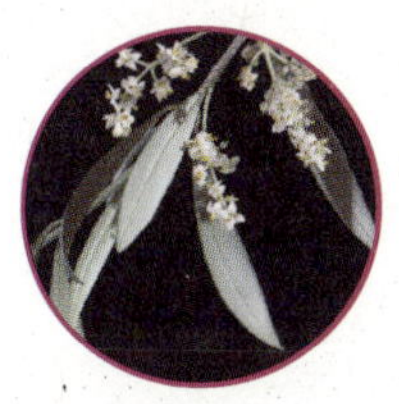

Olive

Ich kann neue Kraft schöpfen

Ein ausgeprägter Erschöpfungszustand von Körper und Seele, wie er nach längeren Krankheitsphasen oder starkem Blutverlust auftritt, führt oft zu geistiger Abwesenheit. Aber auch Zeiten tief greifender Wandlung, zu der auch die Schwangerschaft zählt, nehmen viel Energie in Anspruch und lassen die Konzentrationsfähigkeit merklich sinken.

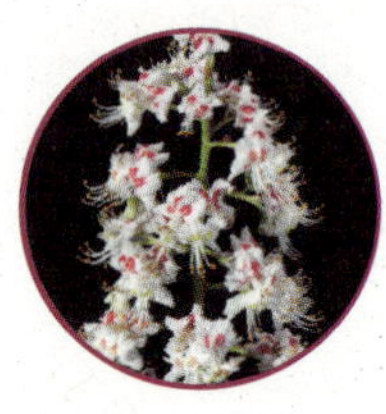

White Chestnut

Meine Gedanken kommen zur Ruhe

Hier zehrt ein ständiges Geplapper im Kopf an Ihrem Energiehaushalt. Sie kauen ein Thema wieder und wieder durch, kommen zu keinem Ergebnis ... ein neuer Gedanke ergreift Besitz von Ihrer Aufmerksamkeit, und Sie bemerken z. B. nicht, dass Sie angesprochen werden. Ihre Umwelt nimmt Sie zerfahren, unkonzentriert und nicht zielgerichtet wahr. Es kommt zu Schwierigkeiten am Arbeitsplatz, mit dem Partner, vielleicht sogar mit Freunden. Setzen Sie dieser Schallplatte im Kopf ein Ende – nehmen Sie White Chestnut so lange ein, bis Sie selbst bemerken, dass es in Ihrem Kopf still geworden und Raum für Neues vorhanden ist.

Hilfe bei einer Fehlgeburt

Sie haben sich so sehr auf Ihr Baby gefreut – und jetzt ist es tot, die Schwangerschaft zu früh zu Ende, der Bauch leer, das Herz erstarrt – ein Gefühl großer Verlassenheit und Einsamkeit umklammert Sie.
Lassen Sie sich von den Bachblüten an die Hand nehmen und aus der Dunkelheit zurück ins Licht führen.
Sie dürfen trauern, allen Schmerz herausweinen, das ist der Weg der Heilung. Sie sollen aber nicht im Schmerz erstarrt bleiben, verbittern. Wenn es Ihnen gelingt, diesen Schmerz bewusst wahrzunehmen, anzunehmen

und in Ihr Leben hineinzutransformieren, dann haben Sie jetzt die Chance, eine kraftvolle Persönlichkeitsentwicklung zu durchleben und von dieser in Zukunft zu profitieren. Jetzt sind folgende Bachblüten eine große Hilfe:

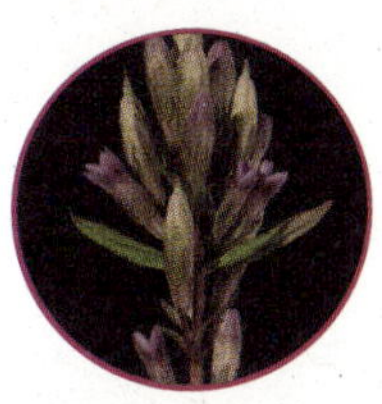

Gentian

Gewinne neues Vertrauen

Sie sind entmutigt und pessimistisch, haben das Gefühl, dass es Ihnen nicht mehr gelingen wird, ein gesundes Kind zur Welt zu bringen. Diese Blüte gibt Ihnen die Kraft, erneut eine Schwangerschaft zu wagen, gibt Ihnen Glauben und Vertrauen in die eigene Stärke wieder zurück, stabilisiert Ihr Durchhaltevermögen und lässt Sie nicht verzagen.

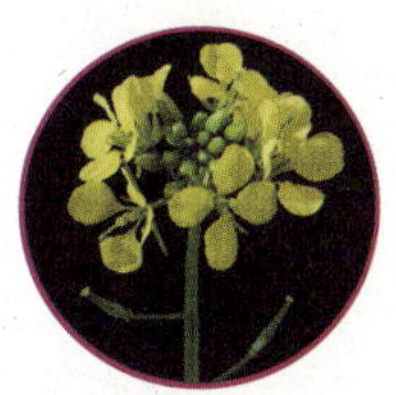

Mustard

Wende dich zum Licht

Es hat sich eine dunkle Wolke vor Ihre Lebenssonne geschoben. Alles um Sie herum erscheint Ihnen grau und wertlos. Sie befürchten, diesen Zustand und sich selbst nicht mehr »in den Griff« zu bekommen. Sie fühlen sich vom Leben ausgeschlossen, gefangen in einem dunklen Raum. Mit der Einnahme dieser Blüte sind Sie wie aus dem Gefängnis befreit. Ihr Lebensgefühl wird optimistischer, Ihre Zukunftspläne werden zuversichtlicher.

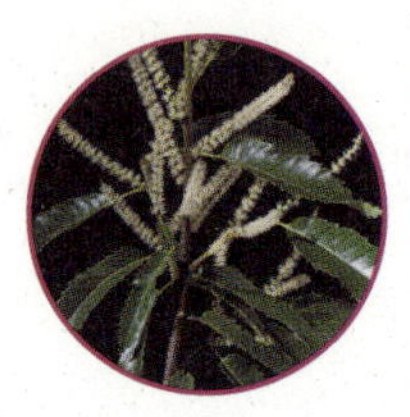

Sweet Chestnut

Schöpfe frischen Mut

Diese Blüte ist bei tiefster Verzweiflung angezeigt. Sie haben das Gefühl, dass die Grenze dessen, was ein Mensch ertragen kann, überschritten wurde, und befürchten, unter dieser Belastung zu zerbrechen. Sie sind in Ihrem Schmerz erstarrt, alles um Sie herum scheint in Chaos und Zerstörung zu versinken. Sweet Chestnut hilft Ihnen, eine für Sie annehmbare Sicht auf Ihr Leben zu finden. Sie werden weicher, empfänglicher und bereiter, sich vom Fluss der Ereignisse tragen zu lassen. Mit dieser geläuterten Haltung wird Zuversicht und Lebenskraft in Ihnen erwachen.

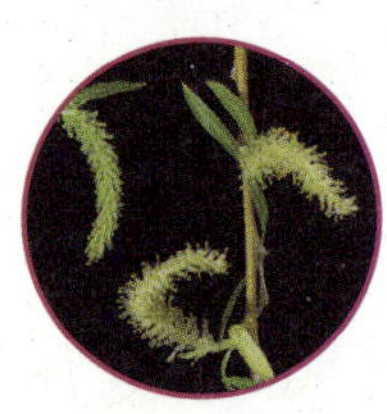

Willow

Blicke nach vorn

Sie grollen Ihrem Schicksal, drohen zu verbittern. »Warum passiert gerade mir das?« Ihre Umgebung leidet unter Ihrer Launenhaftigkeit – Sie selbst auch. Sie fühlen sich vom Leben ungerecht behandelt und hadern mit Ihrem Schicksal. In dieser Haltung kann Ihr Körper mit Erkrankungen verschiedenster Art reagieren. Sie sind in einem extremen Ungleichgewicht. Willow hilft Ihnen, Ihr Schicksal anzunehmen, macht Sie versöhnlicher dem Leben gegenüber. So wird körperliche und seelische Heilung erst möglich.

Hilfe bei Schwangerschaftsabbruch aus medizinischen Gründen

Sie sind schwanger – Sie haben sich das Kind gewünscht. Jetzt steht fest, dass das Kind schwere Fehlentwicklungen zeigt und daher ein Schwangerschaftsabbruch aus medizinischen Gründen erforderlich ist. Begleiten Sie diese traurige und schwere Zeit mit Bachblüten. Sie werden nach dieser schmerzlichen Erfahrung leichter in der Lage sein, das Leben voller Hoffnung und Zuversicht neu zu gestalten.

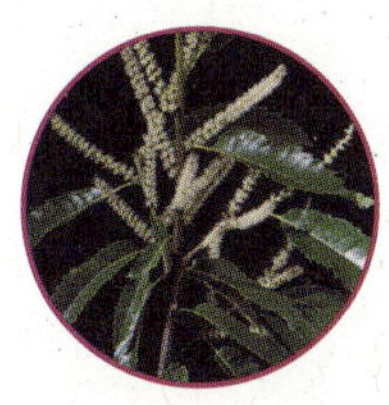

Sweet Chestnut

Ich zeige dir in der Dunkelheit ein Licht

Tiefste Seelenqual und Verzweiflung blockieren Sie und nehmen Ihnen die Fähigkeit, ein bewusstes und klares Ja zum Schwangerschaftsabbruch zu sagen. In dieser Situation ist es erforderlich, dass Sie einen Schritt zurücktreten und so emotionslos wie möglich Ihre augenblickliche Lage beurteilen. Eine sehr schwer erreichbare Haltung, insbesondere, wenn Sie sich schon lange ein Kind wünschten. Dennoch ist es erforderlich, jetzt eine klare Entscheidung zu treffen und zugleich mit Zuversicht auf Ihr Leben danach zu blicken. Sweet Chestnut unterstützt Sie in dieser Phase, die auch die »dunkle Nacht der Seele« genannt wird.

Neben Sweet Chestnut vermitteln weitere ergänzende Bachblüten Hilfe in dieser schwierigen Lebenssituation.

Wählen Sie unter den folgenden Blüten diejenige aus, die Sie am meisten anspricht, und mischen Sie diese zusammen mit Sweet Chestnut:

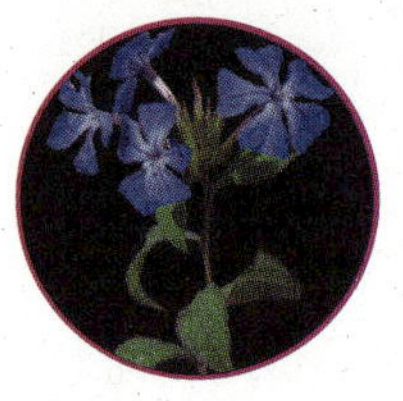

Cerato

Höre auf deine innere Stimme

Sie trauen Ihren eigenen Gefühlen nicht, hören sich viele Meinungen an, werden dadurch immer verwirrter und sind immer weniger in der Lage, eine Entscheidung zu treffen. Cerato hilft Ihnen, Ihre innere Stimme wieder wahrzunehmen, hilft Vertrauen in die eigene Intuition zu finden.

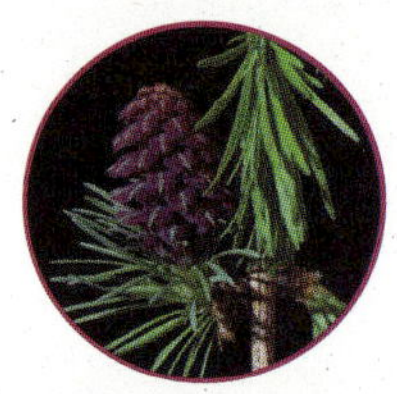

Larch

Finde deinen Weg

Ihr mangelndes Selbstvertrauen macht Sie entschlusslos. Sie haben eine Fehlentwicklung des Kindes fast erwartet und fühlen sich jetzt bestätigt in Ihrem Verdacht, eine unfähige werdende Mutter zu sein. Ja, Sie sind tatsächlich so hart mit sich selbst und halten grundsätzlich andere Frauen für fähiger. Larch hilft Ihnen, diese Fehleinstellung zu überwinden, mehr Vertrauen in die eigenen Fähigkeiten zu entwickeln und die augenblicklich geforderte Entscheidungskraft aufzubauen.
Ein bis zwei Tage vor dem Abbruch empfiehlt sich folgende Mischung mit Sweet Chestnut als Basis:

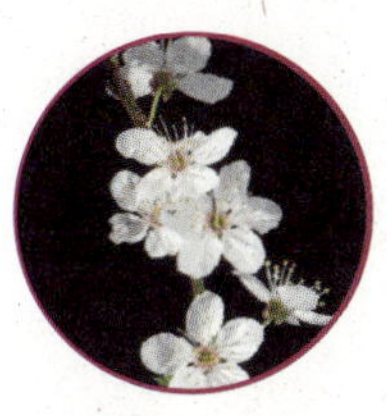

Cherry Plum

Ich schaffe dir Erleichterung

Sie haben das Gefühl, dass etwas Schlimmes, etwas Bedrohliches passieren könnte. Eine große innere Aufregung hat Sie im Griff, und Sie befürchten, diese nicht mehr kontrollieren zu können. Cherry Plum baut seelischen Druck ab und trägt dazu bei, dass Sie mit deutlich weniger Beruhigungs- und Narkosemitteln durch den Eingriff gehen können.

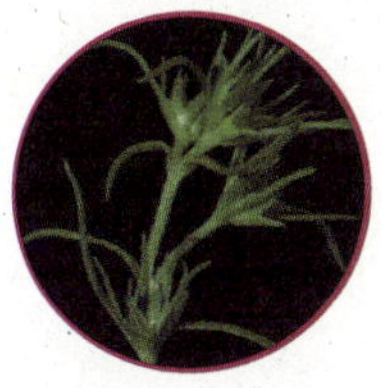

Scleranthus

Ich helfe dir, deinen Weg zu gehen

Die Blüte hilft Ihnen, Ihre Entscheidung ohne Zweifel durchzuführen. Geistige Klarheit und eine konsequente Haltung zu Ihrer Entscheidung sind die Basis für einen starken Neubeginn, für die Zuversicht, dass eine weitere Schwangerschaft zu einem freudigen Ergebnis führen wird.

Nach dem Abbruch empfiehlt sich über sieben Tage folgende Mischung:

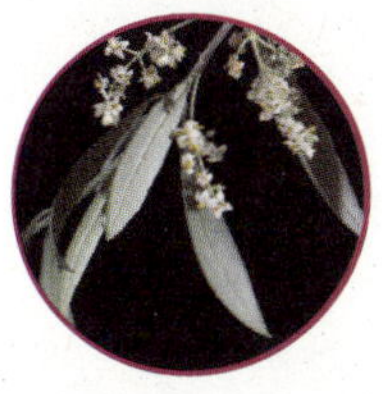

Olive

Ich helfe dir zu neuer Kraft

Sie ist die wichtigste Blüte für rasche körperliche und auch seelische Regeneration. Nach Zeiten herausfordernder innerer Auseinandersetzungen und Sorgen, die einem Schwangerschaftsabbruch in der Regel vorausgehen, kommt es danach zu starker, tief greifender Müdigkeit und Erschöpfung, die nicht nur körperlich zu erklären ist. Seelische Herausforderungen oder innerer Stress verbrauchen mindestens ebenso viel Energie wie körperliche Hochleistung.

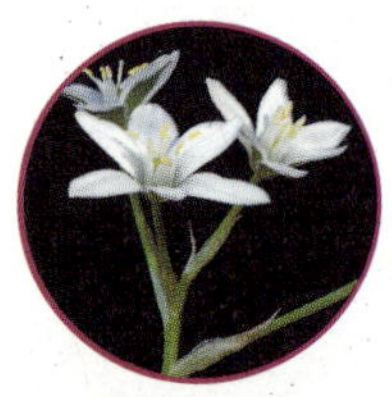

Star of Bethlehem

Ich helfe dir, dich selbst zu heilen

Jeder Schwangerschaftsabbruch ist ein Schockerlebnis auf körperlicher wie besonders auch auf seelischer Ebene. Der hormonelle Kreislauf muss sich, bedingt durch die veränderte Situation, neu ausrichten. Jeder operative Eingriff ist für die betroffenen Körperzellen eine Schockerfahrung. Die Selbstheilungskräfte können sehr viel rascher zur Wirkung gelangen, wenn das Schockerlebnis gelöst ist.

Rescue Remedy

Hilfe, wenn die Not am größten ist

Sie wird neben oben genannten Blüten zusätzlich in die Mischung gegeben. Erfahrungsgemäß fördert Rescue Remedy signifikant den Heilungsprozess nach operativen Eingriffen. Die Wunden schließen sich schneller und heilen komplikationslos ab. Die Selbstheilungskräfte des Körpers werden zusätzlich aktiviert.

Hilfe bei gewolltem Schwangerschaftsabbruch

Sie sind schwanger, aber Sie haben sich zu diesem Zeitpunkt kein Kind gewünscht. Auch heute noch werden Frauen aus den unterschiedlichsten Gründen ungewollt schwanger. Vielleicht schämen Sie sich, dass gerade Ihnen so etwas passiert ist, heute, wo für alles eine Lösung da zu sein scheint – in der Zeit der Antibabypille, der Hormonspiralen, des selbstverständlichen Gebrauchs von Kondomen und jederzeit zugänglichen Informationen.

Möglicherweise gehören Sie zu den tief verletzten Seelen, die eine Vergewaltigung erleben mussten. Hier dürfen wir auch die subtilen Vergewaltigungen nicht vergessen, wie z. B. ohne Kondom mit einem Mann zu schlafen, weil er es so wollte und Sie sich dazu überreden ließen. Sie wollten möglicherweise nicht als Zicke bezeichnet werden, Sie sind als »braves Mädchen« erzogen worden, das nicht aufbegehrt ...

Es gibt an dieser Stelle viele mögliche Erklärungen – eines steht fest: Sie wollen das Kind nicht austragen. Das ist Ihre ganz persönliche Entscheidung. Sie haben diese gut durchdacht. Sie haben sich beraten lassen, und Ihr Entschluss steht fest: Sie treiben ab.

In diesem Abschnitt finden Sie Empfehlungen zu verschiedenen Bachblüten, die helfen können, diesen Schritt bewusst und mit möglichst geringen traumatischen Folgen zu tun.

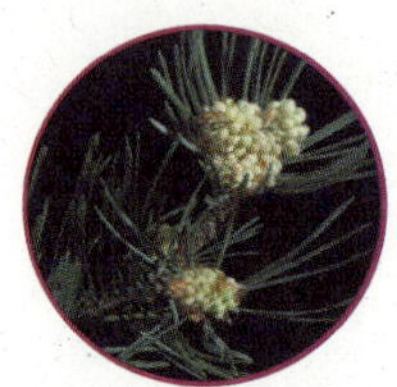

Pine

Finde zu dir selbst

Sie ist bei gewünschtem Schwangerschaftsabbruch die wichtigste Blüte. Selbstvorwürfe, Schuldgefühle und Mutlosigkeit dominieren häufig das ganze Denken. Pine hilft Ihnen, sich wieder liebevoll anzunehmen, so, wie Sie sind. Die Kraft der geistigen Unabhängigkeit wird gefördert, und Sie befreien sich schneller und leichter von anerzogenen, moralischen Zwängen.
Neben Pine wählen Sie unter folgenden ergänzenden Blüten für eine Mischung, die Sie unterstützt, Ihre Entscheidung klar und selbstbestimmt zu treffen:

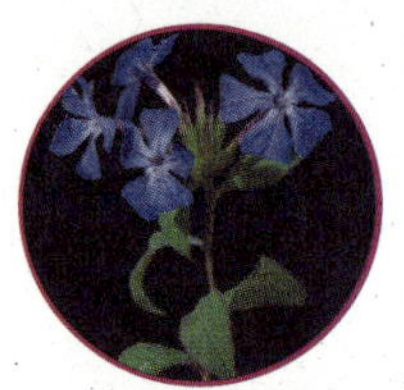

Cerato

Wähle deinen Weg

Greifen Sie zu dieser Blüte, wenn Sie sich selbst keine klare Entscheidung zutrauen und viele andere Menschen in Ihrem Familien- oder im Bekanntenkreis bitten, Ihnen einen Weg zu zeigen, der aber nur von Ihnen allein gegangen werden kann.

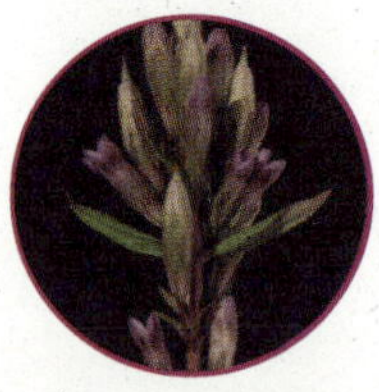

Gentian

Vertraue deinen Entscheidungen

Sie sind überzeugt, dass Sie ein einfaches, leichtes Beenden der augenblicklichen Situation nicht verdient haben.

Diese Haltung nimmt Ihnen die Kraft, alle erforderlichen Aufgaben zu erledigen, um den gewollten Schwangerschaftsabbruch konsequent und zweifellos durchzuführen. Sie neigen immer stärker zu depressiver Verstimmung, die Ihnen noch mehr Kraft zu klarer Entscheidung raubt.

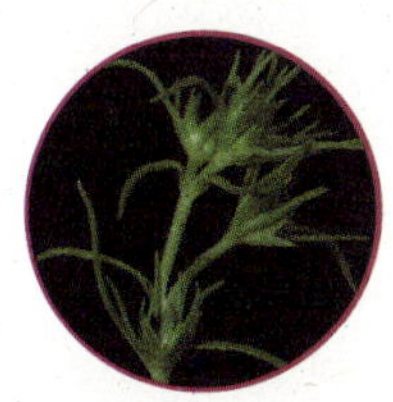

Scleranthus

Reite den Sturm

Ihre Meinungen, Ihre Stimmung – sie wechseln von einer Minute zur anderen. Durch diese emotionalen Tauchbäder verlieren Sie wertvolle Zeit und machen es sich und dem werdenden Leben unnötig schwer. Zudem werden Sie immer unkonzentrierter, beginnen vieles und bringen nichts zum Abschluss, werden immer hektischer und fürchten sich vor einem Nervenzusammenbruch.

Empfehlenswerte Mischungen unmittelbar vor und nach dem gewollten Schwangerschaftsabbruch sind die gleichen, wie unter »Ungewollter Schwangerschaftsabbruch« (siehe Seite 77 ff.). Der einzige Unterschied: Sie wählen Pine und nicht Sweet Chestnut als Basisblüte. Das bedeutet: Sie nehmen ein bis zwei Tage vor dem Abbruch eine Mischung aus Pine, Cherry Plum und Scleranthus. Und direkt nach dem Abbruch nehmen Sie über sieben Tage die Bachblüten: Pine, Olive, Star of Bethlehem und Rescue Remedy.

Bachblüten während der Geburt

Die hier empfohlenen Bachblüten sind als Unterstützung eines natürlichen Geburtsverlaufes gedacht. Die Auswahl der Blüten erfolgt vor dem Beginn des Geburtsprozesses. Lesen Sie sich während der Schwangerschaft die hier beschriebenen Verhaltensweisen durch, und setzen Sie dies in einen liebevollen Bezug zu sich selbst. Es geht hier nicht um eine Beurteilung, es geht um das Verabschieden hinderlicher Muster. Idealerweise lassen Sie sich von der Hebamme beraten, die Sie während der Schwangerschaft begleitet.

Legen Sie vor der Geburt fest, welche Mischungen und/oder welche Einzelblüten Sie mit in den Kreißsaal nehmen wollen. Besprechen Sie sich mit Ihrer Begleitperson, denn diese wird Ihnen dort die Blüten geben. Geburtshelfer und -hebammen werden hierfür keine Zeit finden; diese sollten von Ihnen bzw. Ihrer Begleitperson über die von Ihnen ausgewählten Blüten rechtzeitig in Kenntnis

TIPP

Nehmen Sie auf jeden Fall Rescue Remedy mit in den Kreißsaal. Sie dürfen, wann immer Sie das Gefühl haben, dass nichts mehr weitergeht, einen Tropfen Konzentrat auf die Zunge nehmen. Diese Empfehlung gilt für alle hier aufgeführten Bachblüten, die während der Geburt verwendet werden.

gesetzt werden, am besten schriftlich. Bitten Sie Ihre Begleitung, Ihnen alle 20 bis 30 Minuten vier Tropfen Ihrer Bachblütenmischung auf die Zunge zu geben.

Passives Verhalten überwinden

Ein so tief greifender und dynamischer Akt des Lebens, wie die Geburt, zwingt zu absoluter Ehrlichkeit. Haben Sie den Mut, schon vor Geburtsbeginn »in den Spiegel zu schauen«: Gehören Sie zu den Menschen, die sich gern in die zweite oder dritte Reihe zurückziehen und anderen den Vortritt lassen, Wünsche und Bedürfnisse (manchmal auch die Ihrigen) durchzukämpfen? Können Sie »Gegenwind« vertragen, ohne giftig zurückzufauchen oder kleinlaut beizugeben? Ist es Ihnen möglich, anderen souverän die Stirn zu bieten und für Ihre Rechte einzutreten?
Wenn Sie sich ehrlich eingestehen müssen, dass Sie über wenig Durchsetzungskraft oder Kampfgeist verfügen, machen Sie sich mit folgenden Bachblüten vertraut und stellen Sie Ihre persönliche Mischung zusammen:

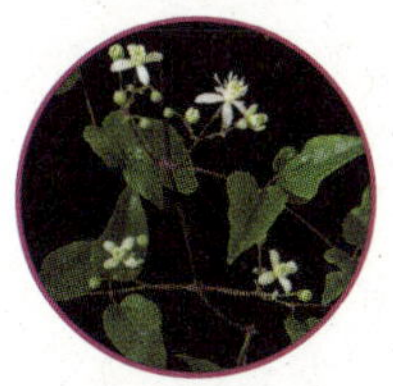

Clematis

Ich bin ganz und gar bei der Sache

Sie kennen Ihr Talent, sich auf eine andere Bewusstseinsebene zu begeben, in eine Traumwelt einzutauchen, mit den Wolken am Himmel zu reisen, sich von schönen

Gedanken entführen zu lassen, immer dann, wenn das Leben hart und unerbittlich an die Alltagstüre klopft. Auch als Gebärende kann Ihnen passieren, dass Sie während des Geburtsprozesses auf eine andere Bewusstseinsebene gleiten, nicht mehr klar ansprechbar sind und nicht mehr den Anweisungen der Hebamme oder Geburtshelfenden folgen können. Dies ist kein böser Wille, Sie bekommen die Realität um sich herum einfach nicht mehr mit. Dies kann auch durch ein Abfallen des Blutdrucks oder durch großen Blutverlust bedingt sein, Faktoren, die selbstverständlich medizinisch aufgefangen werden müssen. Doch auch in diesem Falle hilft das zusätzliche Verabreichen von Clematis, Sie wieder rascher körperlich und geistig präsent sein zu lassen.

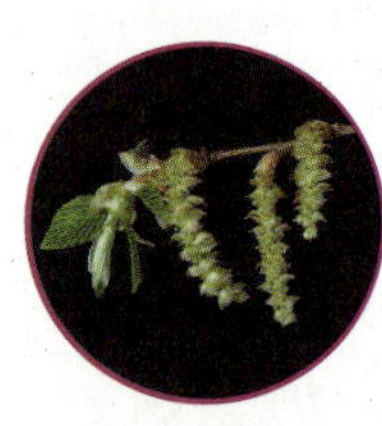

Hornbeam

Ich glaube an meine Kraft

Hier ist Erschöpfung und Müdigkeit auf mentaler Ebene die Ursache passiven Verhaltens. Der Gebärenden wird einfach alles zu viel – sie mag nicht mehr, will aussteigen. Hornbeam hilft, Versagensängste, die sich oft hinter dem passiven Verhalten verstecken, abzubauen. Diese Blüte ermuntert Sie, an Ihre Kraft zu glauben und jetzt alles zu geben, was Ihnen möglich ist. Sie werden erstaunt sein, was in Ihnen an Kraft und Durchhaltevermögen verborgen liegt.

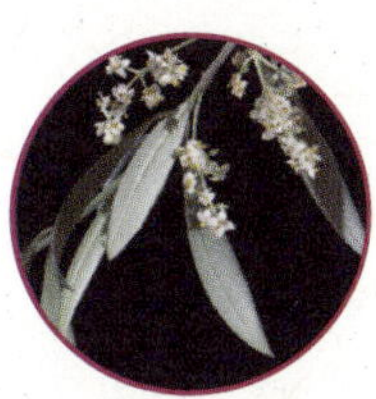

Olive

Ich habe noch Reserven

Ein körperliches Verausgabtsein ist die Ursache, dass Sie nicht mehr aktiv am Geburtsprozess teilnehmen. Alle fünf Minuten einen Tropfen Olive aus der Stockbottle (Konzentrat) auf die Zunge geträufelt, lässt Sie nach zwei bis drei Gaben alle verborgenen Kräfte mobilisieren. Sie können nochmals Ihr Bestes geben und die Geburt zu einem guten Abschluss bringen. Das Konzentrat Olive sollte in keinem Köfferchen für die Geburt fehlen.

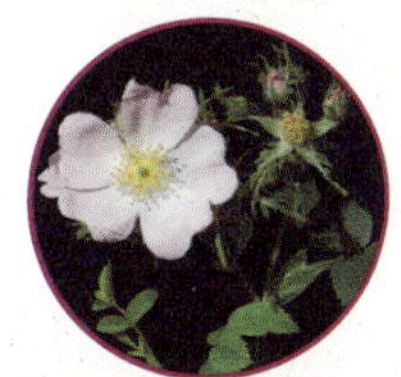

Wild Rose

Ich gebe niemals auf

Sie sind seelisch erschöpft. Sie haben die Hoffnung aufgegeben, dass der »Zustand Geburt« jemals enden wird. Es ist eine stille Hoffnungslosigkeit, die Sie erfasst. Sie rebellieren nicht, machen niemanden für Ihre augenblickliche Situation verantwortlich. Sie ziehen sich mehr und mehr aus Ihrem Körperbewusstsein zurück. Sie wirken wie ein Luftballon, der all seine Luft abgegeben hat und nun in sich zusammengefallen ist. Zwei bis drei Mal alle fünf Minuten einen Tropfen Wild-Rose-Konzentrat aus der Stockbottle wird vorhandene Energiereserven mobilisieren. Wenn Sie den Zustand innerlichen Aufgebens kennen, sollte Wild Rose als Stockbottle auf jeden Fall mit dabei sein.

Mit Schmerz heilsam umgehen

Schmerzempfindungen sind sehr individuell. Was der einen Frau erträglich erscheint, ist für eine andere inakzeptabel, und die PDA wird gewünscht. Grundsätzlich ist dagegen nichts zu sagen. Die meisten Hebammen und Geburtshelfenden empfehlen jedoch einer gesunden Schwangeren, einen natürlichen Geburtsverlauf zu versuchen – ohne Teilanästhesie. Diese wird natürlich ohne weitere Diskussion verabreicht, wenn der Geburtsverlauf ins Stocken gerät und die werdende Mutter sehr erschöpft ist. Die beschriebenen Bachblüten helfen Ihnen, den Umgang mit Schmerz selbstbestimmt zu gestalten. Es wird Ihnen leichter gelingen, die unerträglich erscheinende Situation anzunehmen und durch den Schmerz hindurchzugehen. Hierzu gehört sowohl das Anerkennen der Schmerzen wie auch die Stärke, sich nicht von Ängsten davontragen zu lassen. Eine Erfahrung, die mit nichts vergleichbar ist und die willentlich nicht herbeigeführt werden kann.

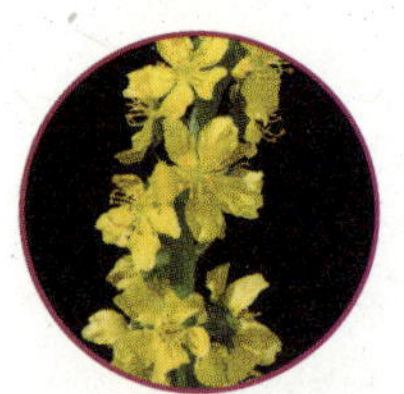

Agrimony

Es ist, wie es ist

Sie ist die Blüte der Wahl, wenn Sie dazu neigen zu verleugnen, was ist. Sie fürchten, als schwach, zimperlich oder gar unfähig angesehen zu werden. Vielleicht wurden Sie von klein auf dazu erzogen, dass Sie sich keine Blöße geben dürfen. Dies gilt auch für körperliche Reaktionen wie Schmerz. Es hilft Ihnen während der Geburt nicht, wenn Sie so tun, als wäre dies alles nicht so schlimm. Aber es passt nicht in Ihr Weltbild, dass Sie laut schreien und stöhnen. Körperliche Reaktionen sind leichter durchlebt, wenn diese vollkommen angenommen werden. Sie dürfen z. B. die zornige Erstgebärende sein und alle um sie herum anschreien: »Warum hat mir keiner gesagt, dass es so wehtut?« In ehrlicher Haltung ist der Geburtsprozess leichter zu ertragen.

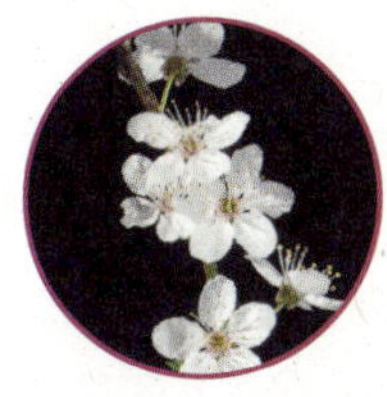

Cherry Plum

Ich verliere mich nicht im Schmerz

Diese Blüte ist angezeigt, wenn die Gebärende panische Reaktionen zeigt, wie zu schnelle Atmung (Hyperventilation) oder längeres Anhalten des Atems. Auch ein starrer Blick kann auf panische Reaktion hinweisen, ebenso unkontrollierte Wutausbrüche. Wenn Sie schon früher die Erfahrung gemacht haben, dass Sie zu panikartigen Reaktionen neigen, nehmen Sie Cherry Plum auf alle Fälle mit in den Kreißsaal.

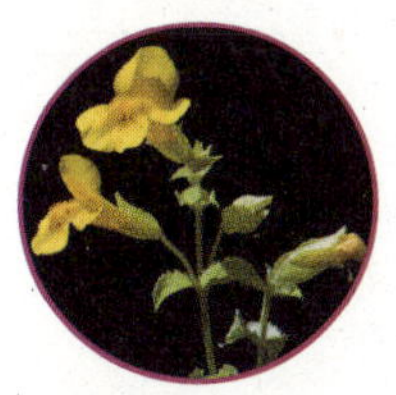

Mimulus

Angst beherrscht mich nicht

Schon vor der Geburt plagen Sie konkrete Ängste wie beispielsweise: Meine Geburt wird nicht normal verlaufen, die Herztöne des Kindes werden schwach, die Wehentätigkeit wird nachlassen und ich kann dies nicht beeinflussen, ich werde die Schmerzen nicht ertragen können ... Nehmen Sie Mimulus mit in den Kreißsaal.

Ungeduld meistern

Die große Herausforderung der heutigen Zeit ist, Ruhe und Geduld zu bewahren – egal, was geschieht. Wenn ein Mensch Schmerz empfindet, dann ist das Letzte, was er hören will: »Habe Geduld, es geht vorüber, das wird schon ...« Gerade Schwangerschaft, Geburt und Stillzeit lehren eine Frau, dass das Leben seine eigenen Rhythmen hat. Wir können diese heute zwar umgehen, beschleunigen, aushebeln – doch nicht ohne Folgen. Damit Sie während des Geburtsprozesses nicht allzu schnell nach PDA oder Kaiserschnitt verlangen, damit Sie in der Lage sind, den Anweisungen Ihrer Hebamme/Ihrer Geburtshelfer zu folgen, und darauf vertrauen, dass Ihr Körper und Ihr Kind ein Team bilden, das zusammenarbeiten kann, mischen Sie folgende zwei Bachblüten, die Ihnen helfen werden, die natürlicherweise aufkommende Ungeduld und Frustration zu meistern.

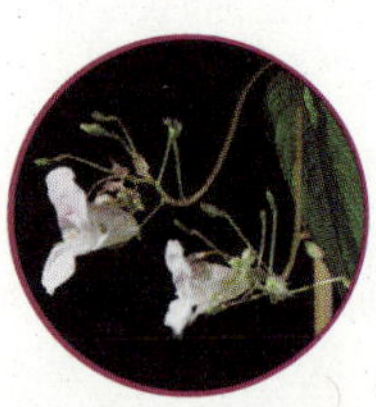

Impatiens

Gut Ding will Weile haben

Sie sind frustriert, dass der Lauf der Natur so viel Zeit braucht. Die Anweisungen der Hebamme empfinden Sie als störende Einmischung von außen. Diese Ungeduld baut in Ihnen immer mehr Spannung auf, Sie werden immer gereizter, was letztendlich den Geburtsprozess weiter verzögert.

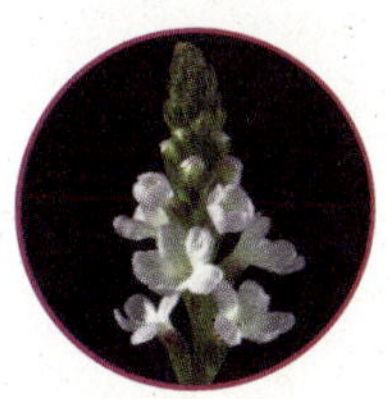

Vervain

Entspannt läuft alles besser

Sie ist die Bachblüte der Wahl bei hoher Anspannung, gepaart mit Nervosität. Dieser Zustand entsteht meist durch zu großen Einsatz von Willenskraft. Sie kennen Ihre Tendenz, des Guten zu viel zu tun. Vervain hilft Ihnen, die Weisheit anderer Menschen anzuerkennen und sich vertrauensvoll ein Stück des Weges führen zu lassen. Jetzt während der Geburt sind dies Hebamme und Geburtshelfer. Ihr übergroßer Einsatz bewirkt letztendlich Stress auf körperlicher und seelischer Ebene und verzögert den Geburtsablauf.

Hilfe annehmen können

Sie sind eine »Do-it-yourself-Frau« und sind es gewohnt, alle Schwierigkeiten, die uns das Leben auf den Weg legt, selbst zur Seite zu räumen. Oder Sie haben noch nie den Mut gehabt, andere um Hilfe zu bitten, haben vielleicht das Gefühl, diese nicht verdient zu haben.
Es gibt viele Gründe, dass wir uns das Leben schwerer machen, als es ist. Einer davon ist definitiv, andere nicht

um Hilfe zu bitten. Jetzt während der Geburt sollten Sie in der Lage sein, sich helfen zu lassen. Fällt Ihnen dies schwer, lesen Sie die Beschreibungen zu den folgenden Bachblüten durch, und suchen Sie eine oder mehrere passende Blüten für sich aus.

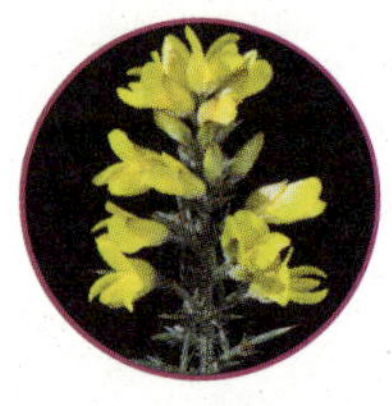

Gorse

Ich kann für mich einstehen

Sie haben sich und den Geburtsprozess innerlich aufgegeben. Unausgesprochen warten Sie darauf, dass Ihnen Hilfe von außen zuteilwird, aber Sie können dies nicht in Worten formulieren und leiden stumm. Gorse hilft Ihnen, Ihre Bedürfnisse angemessen und klar verständlich zu formulieren und wieder Hoffnung zu schöpfen.

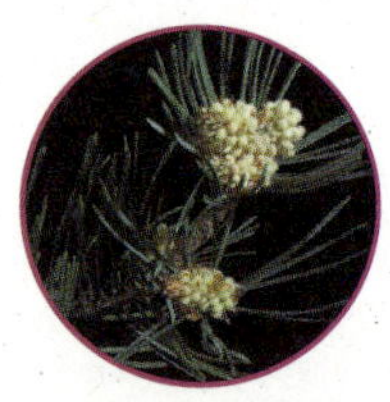

Pine

Ich hole mir die Hilfe, die ich brauche

Im Pine-Zustand fällt es Ihnen schwer, Hilfe anzunehmen, da Sie überzeugt sind, diese nicht verdient zu haben, es nicht wert zu sein. Sie werfen sich vor, sich nicht genügend angestrengt zu haben, nicht korrekt zu atmen, nicht korrekt zu pressen, nicht korrekt … Pine hilft Ihnen, diesen Perfektionsdrang zu überwinden, und versetzt Sie in die Lage, Hilfe anzunehmen und Ihr Kind zur Welt zu bringen.

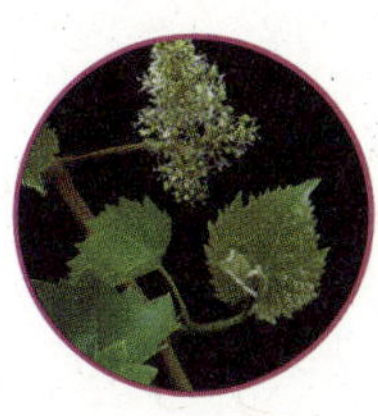

Vine

Ich schätze die Hilfe von anderen

Bisher machten Sie meist alles selbst, da Sie der Meinung sind, es selbst am besten zu können. Sie verfügen über eine sehr starke Willenskraft, sind ehrgeizig und haben viele Talente. So entwickelten Sie einen Stolz, der Ihnen verbietet, Hilfe anzunehmen. Die Bachblüte Vine hilft Ihnen, wenn es sinnvoll ist, Hilfe anzunehmen. Der Geburtsprozess ist ein solches Geschehen.

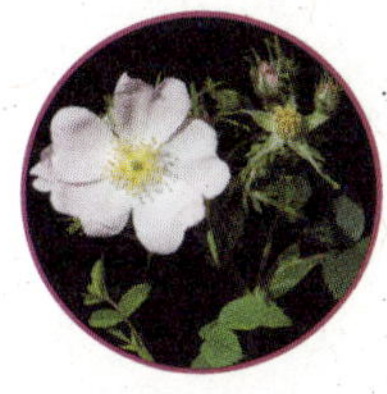

Wild Rose

Ich darf mir helfen lassen

Sie haben sich aufgegeben, wollen keine Hilfe annehmen, da alles sinnlos erscheint. Sie leiden still, bleiben freundlich zu allen und werden dabei immer kraftloser. Wenn Ihnen dieses Verhalten aus der Vergangenheit vertraut ist, dann sollten Sie Wild Rose mit dabeihaben. Jetzt ist nicht der Zeitpunkt, still zu leiden und zu allen freundlich zu sein. Niemand erwartet das von Ihnen – außer Sie selbst. Doch dieses resignierte Verhalten raubt Ihnen die Kraft, die Sie im Geburtsvorgang brauchen. Lassen Sie sich einen Tropfen der Blüte aus dem Konzentrat alle fünf bis zehn Minuten auf die Zunge geben, und wachsen Sie über sich hinaus. Ein Aufschrei, ein unflätiges Wort, laut ausgesprochen, wird Ihnen Energie geben, von der Sie nicht wussten, dass sie in Ihnen steckt.

Gefühle zulassen

Sie wissen aus Ihrem bisherigen Leben, dass Sie auch in unangenehmen Situationen immer Haltung wahren. Sie ertragen es nicht, wenn Sie das Gefühl haben, einer Situation hilflos ausgeliefert zu sein, nichts mehr tun können, die Kontrolle verloren haben. Sie schotten sich ab, wenn ein Ereignis Sie emotional sehr berührt. Sie wollen Ihre Gefühle nicht zeigen, in der Öffentlichkeit nicht weinen, Ihre Verletzlichkeit nicht preisgeben. Wenn Sie zu diesen übermäßig starken Frauen gehören, dann lesen Sie sich die Charakterisierungen der folgenden Bachblüten aufmerksam durch, und nehmen Sie die eine oder andere mit in den Kreißsaal.

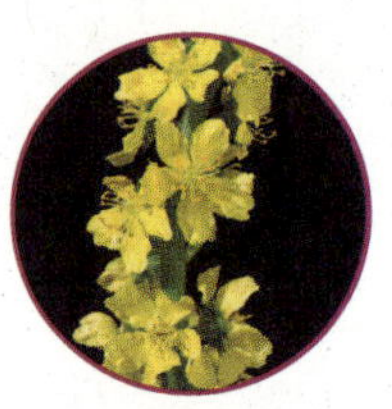

Agrimony

Ich sage, was ich brauche

Sie sind möglicherweise von klein auf zu der Haltung »keep smiling« erzogen worden. In emotional stark berührenden Situationen haben Sie keine Verhaltensweise parat, um auszudrücken, was Ihnen im Augenblick wichtig ist, was Sie benötigen und was Ihnen guttun könnte. Selbst unter großen Schmerzen gelingt es Ihnen, beispielsweise Hebamme und Geburtshelfer nach deren Befinden zu fragen. Mit dieser Verhaltensweise haben Sie den Bezug zum eigenen Körper verloren, können nicht wahrnehmen und ausdrücken, was Ihr augenblickliches Bedürfnis ist.

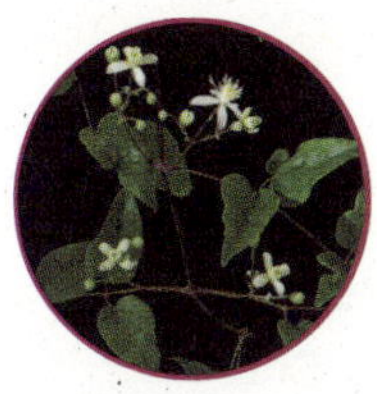

Clematis

Ich stehe klar zu meinen Gefühlen

Sie wahren in allen Situationen Haltung, indem Sie sich innerlich in eine Traumwelt flüchten. Wenn das Leben Sie zu hart anpackt, segeln Sie auf einer weißen Wolke in das blaue Nirgendwo davon. Eine Fluchtreaktion, die sich jetzt während der Geburt durch Neigung zu Ohnmacht, durch Blutdruckabfall und tranceähnliches Verhalten äußern kann und dem Geburtsprozess natürlich in keiner Weise förderlich ist. Clematis holt Sie auf den Boden der Tatsachen und gibt Ihnen die Kraft diesen Prozess zu meistern.

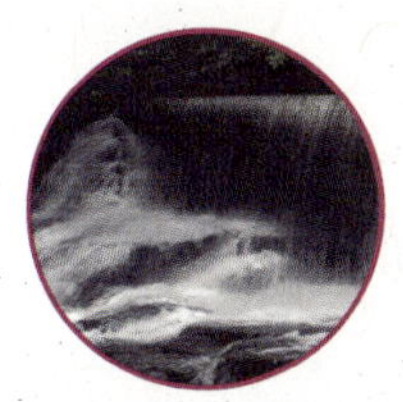

Rock Water

So wie ich bin, bin ich vollkommen

Sie neigen zu strengen, manchmal starren Ansichten und können sehr hart mit sich selbst sein. Für andere leben Sie beneidenswert perfekt, nachahmenswert. Ihre Mitmenschen können nicht erkennen, wie viel Kraft und Mühe Sie aufwenden, Ihrem eigenen Perfektionsanspruch gerecht zu werden und alles unter Kontrolle zu haben. Diese Haltung ist während des Geburtsvorganges nicht aufrechtzuerhalten. Machen Sie es sich doch etwas leichter, und wählen Sie Rock Water – und nehmen Sie während der Geburt einen Tropfen alle fünf Minuten auf die Zunge.

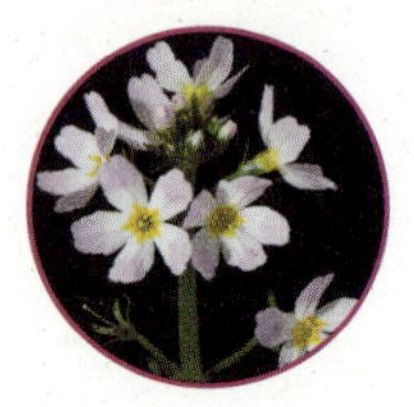

Water Violet

Ich kann Nähe zulassen

Es fällt Ihnen schwer, Ihre Gefühle im Außen zu zeigen. Andere sollen sich nicht in Ihre Angelegenheiten einmischen, Sie machen alles mit sich selbst aus und kommen damit meist sehr gut zurecht. Sie wirken auf Ihre Umwelt reserviert und zurückgezogen. Jetzt während der Geburt funktioniert diese Haltung nicht mehr. Nehmen Sie Water Violet, damit es Ihnen nicht so schwerfällt, dass die Hebamme buchstäblich Ihr Innerstes berührt.

Durchsetzungskraft stärken

Für eine Gebärende ist es eine große Herausforderung, während des Geburtsprozesses ihre aktuellen Bedürfnisse klar zu artikulieren und einzufordern. Wenn ihr dies gelingt, bezieht sie daraus die Energie, den Geburtsprozess selbst kraftvoll zu unterstützen. Ihrem Kind vermittelt sie die Nähe einer starken Mutter, die ihm das Urvertrauen mitgibt. Machen Sie sich schon vor der Geburt klar, dass der Kreißsaal nicht der Ort ist, wo Sie angepasst und ruhig sein müssen. Sie dürfen, ja, Sie sollen sagen, wenn Ihnen die Anwesenheit einzelner Personen nicht passt – das können Familienangehörige, das kann einer der Geburtshelfer sein. Es ist zu hoffen, dass diese Ihrem Wunsch nachkommen und den Raum verlassen, ohne dies allzu persönlich zu nehmen. Für eine reibungslose

Geburt muss das Umfeld für die Gebärende stimmen. Es ist eine großartige und wünschenswerte Leistung, wenn Sie in der Lage sind, medizinische Angebote anzunehmen, aber auch auszuschlagen. Sie haben sich auf die Geburt vorbereitet, Sie sind informiert – wählen Sie, was jetzt in diesem Augenblick für Sie passend ist. Klare eigene Entscheidungen treffen, das haben Sie idealerweise schon vor der Geburt gepflegt oder geübt. Nehmen Sie folgende Blüten als Mischung in den Kreißsaal mit, wenn Sie schon von vornherein wissen, dass es Ihnen schwerfallen wird, eigene Bedürfnissen durchzusetzen:

- Cerato stärkt Ihr Vertrauen in Ihr Wissen und Können.
- Heather vermittelt den Zugang zur starken Frau, die Sie sind.
- Mimulus hilft, Ängste zu überwinden.
- Scleranthus stärkt Ihre Entscheidungskraft; im Augenblick der Geburt eine ganz wichtige Eigenschaft.

Nehmen Sie von dieser Mischung alle 10 bis 15 Minuten vier Tropfen auf die Zunge.

Fixe Vorstellungen überwinden

Es ist ein Balanceakt zwischen selbstbestimmter Geburt und der Fähigkeit, Hilfe von Fachkundigen zum richtigen Zeitpunkt in diesem Prozess anzunehmen. Hier ist ein liebevoller Partner oder eine wirklich gute Freundin die ideale Begleitperson. Sie/er kennt Sie, weiß um Ihre Schwächen und kann hier die ideale Vermittlung zum

Fachpersonal sein und Sie zudem mit den erforderlichen Bachblüten versorgen.
Wenn Sie zu den Menschen gehören, die vieles mit sich allein ausmachen und nur schwer von der Vorstellung ablassen können, wie die Dinge zu sein haben, dann werden Ihnen folgende Bachblüten helfen, das rechte Maß an Unterstützung von außen anzunehmen:

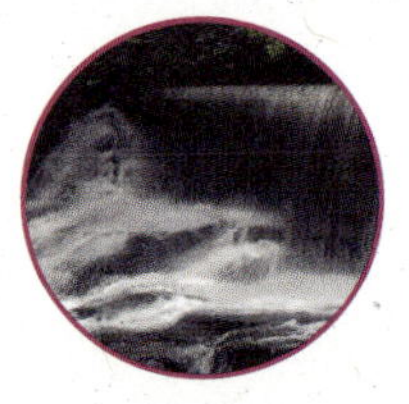

Rock Water

Ich bleibe in der Gegenwart

Sie haben eine klare Vorstellung, wie eine Geburt verlaufen soll und Ihre wird so verlaufen – zumindest stellen Sie es sich so vor. Dabei sind Sie in Gedanken immer in der Zukunft und nehmen die augenblickliche Situation nicht aufmerksam wahr. Sie denken z. B. über den Verlauf der Presswehen nach, die hierbei erforderliche Atemtechnik und wo Ihr Mann sitzen soll. Dabei kündigen sich im Augenblick gerade mal die ersten Senkwehen an. Mit dieser Haltung fühlen Sie sich immer unter Druck und erkennen nicht, was Sie und Ihr Körper im gegenwärtigen Moment leisten.

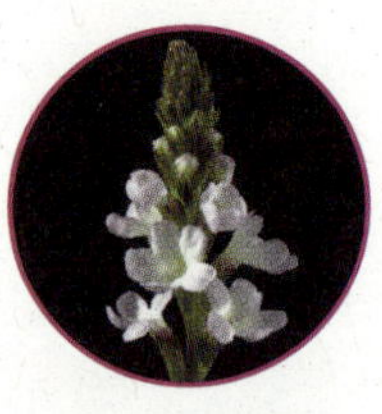

Vervain

Ich bleibe flexibel

Sie haben sich seit Wochen auf die Geburt vorbereitet. Sie ist zum zentralen Thema Ihres Lebens, Ihres Alltags geworden. Sie können an nichts anderes denken und sind zutiefst überzeugt, dass Sie allein den Geburtsverlauf bestimmen werden.

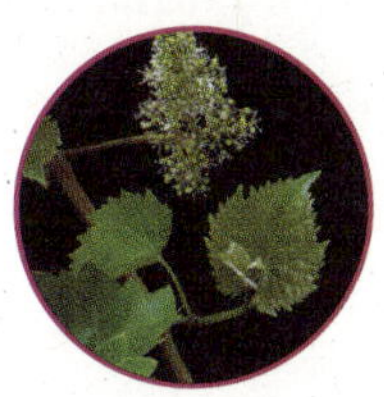

Vine

Ich vertraue auch den anderen

Sie haben die Einstellung, dass niemand außer Ihnen selbst genau wissen kann, was für Sie im Geburtsprozess gut und richtig, passend oder unpassend ist? Im Prinzip ist das sicher kein falscher Gedanke. Doch auch Ihr Baby bestimmt den Ablauf der Geburt kräftig mit. Mutter und Kind sind schon jetzt ein starkes Team. Öffnen Sie sich für die feinen Impulse, die Ihr Kind ausstrahlt, und passen Sie sich seinen augenblicklichen Bedürfnissen, die es signalisiert, an. Und vertrauen Sie auf die Erfahrung von Hebamme und Geburtshelfenden – die Bachblüte Vine unterstützt Sie dabei.

Abschluss der Geburt

Der Geburtsvorgang ist erst mit dem vollkommenen Ablösen der Nachgeburt abgeschlossen. Aus den unterschiedlichsten Gründen kann sich dieser Vorgang verzögern, oder die Nachgeburt löst sich nur teilweise. Neben den erforderlichen medizinischen Maßnahmen können folgende Bachblüten das Ablösen der Nachgeburt unterstützen:

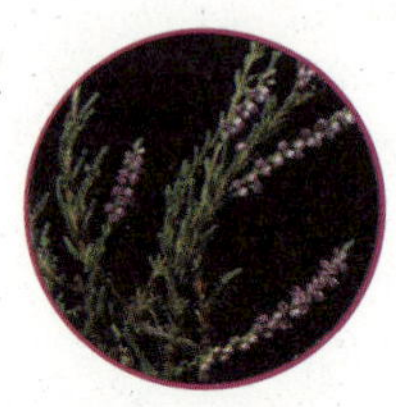

Heather

Ende gut, alles gut

Insbesondere bei Erstgebärenden kann der Verlauf einer Geburt traumatisch sein, in Bezug auf die Frage: Habe ich auch eine gute Figur gemacht?
Die junge Frau hatte feste Vorstellungen, wie die Geburt verlaufen soll, und diese wurden enttäuscht. Sie war nicht die perfekt Gebärende. Das Abstoßen der Nachgeburt verzögert sich, da sie immer noch unbewusst an ihren fixen Vorstellungen festhält und somit der Geburtsprozess nicht zum Abschluss kommen kann.

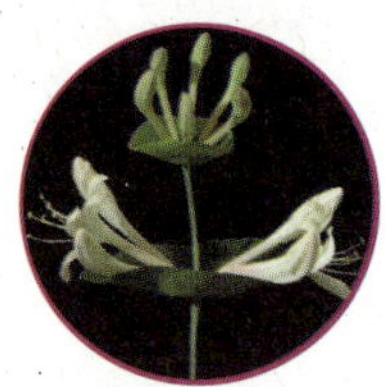

Honeysuckle

Einfach loslassen

Frauen, die generell schwer Abschied nehmen, denen es im Alltag nur selten gelingt, das Ende eines Lebensabschnittes anzuerkennen, hilft Honeysuckle, die Nachgeburt ohne Komplikation loszulassen.

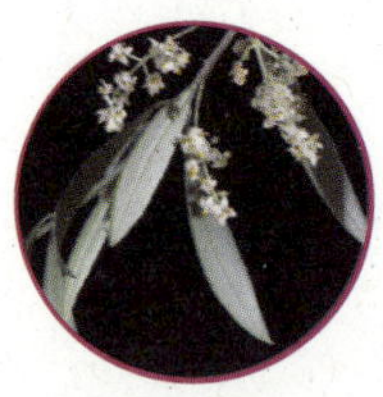

Olive

Kraft für den Abschluss

Eine sehr wichtige Bachblüte für alle Frauen, die durch den Geburtsvorgang sehr erschöpft sind, die nicht mehr die nötige Energie aufbringen, den letzten Schritt zu bewältigen: das Abstoßen der Nachgeburt.

Bachblüten nach der Geburt

Für die Mutter ist die Schwangerschaft mit der Geburt endgültig abgeschlossen. Das Leben, das in ihr heranreifte, hat ihren Körper verlassen. Viele Frauen fühlen sich zunächst erleichtert, zugleich jedoch auch hohl und leer.

Unmittelbare Versorgung nach der Geburt

Das Neugeborene durchlebt einen tief greifenden Wechsel seiner Lebensbedingungen. Es ist von einem kleinen Wasserwesen zu einem »Luftatmer« geworden. Ein noch nie genutzter Organkomplex, die Lunge, Luftröhre und Nase werden zum ersten Mal in Betrieb genommen.
Wir haben vergessen, wie es sich einst für uns anfühlte, dieses kühle, trockene, raue Element. Wir haben die Verzweiflung vergessen, die wir damals wohl gespürt haben, aus einem dunklen, warmen, feuchten, geschützten Raum hinausgepresst oder gezogen zu werden – in Kälte und blendende Helle.
Es ist ein nicht zu vermeidender Schock, den Mutter und Kind nach der Geburt durchleben. Die Bachblüte, die Schockerleben und Traumata überwinden und heilsam aufzulösen hilft, ist Star of Bethlehem. Es spielt dabei keine Rolle, wie tief das Schockerlebnis geht und wie lange es schon zurückliegt.

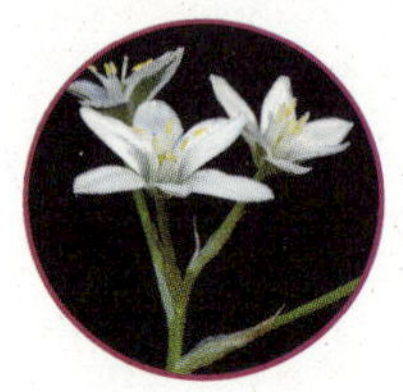

Star of Bethlehem

Wir haben es geschafft

Idealerweise werden der Mutter ein bis zwei Tropfen aus der Stockbottle auf die Zunge gegeben, und dem Baby, nach Abnabelung und Bad, wird ein Tropfen im Uhrzeigersinn um den Bauchnabel einmassiert.

Bachblüten nach dem Kaiserschnitt

Wenn eine natürliche Geburt bei Ihnen nicht möglich ist, kann der Kaiserschnitt für Mutter wie auch für das ungeborene Kind erlösend und manchmal auch lebensrettend sein. Dieser Eingriff ist eine Operation, die wie alle Operationen ein traumatisches Erlebnis auf körperlicher und seelischer Ebene ist. Idealerweise wird ein solcher Eingriff mit Bachblüten auf sanfte Weise begleitet.

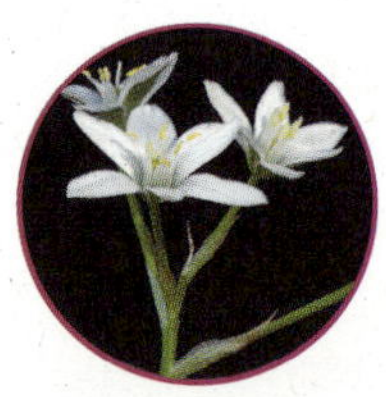

Star of Bethlehem

Um Vergangenes hinter sich zu lassen

Auch nach operativen Eingriffen hilft die Blüte Star of Bethlehem, die Schockerfahrung auf körperlicher und seelischer Ebene aufzulösen. Dieser Vorgang ist jedoch für die Mutter und auch für das Kind traumatischer als die natürliche Geburt.

Es hat es sich bewährt, dem Neugeborenen zweimal täglich einen Tropfen Star of Bethlehem um den Nabel im Uhrzeigersinn einzumassieren, mindestens drei Tage lang. Wenn das Kind nach dieser Zeit noch immer große Unruhe zeigt, schlecht trinkt und viel schreit, ist es angezeigt, die Massage mit Star of Bethlehem noch über eine weitere Woche durchzuführen.

Zur Nachbehandlung von Kaiserschnittgeburten empfiehlt es sich, der Mutter folgende Bachblütenmischung zu verabreichen: Star of Bethlehem, Gentian, Scleranthus und Pine. Diese Mischung hilft Ihnen, den Schock nach Kaiserschnitt schnell zu überwinden, schenkt Ihnen Zuversicht und Vertrauen in Ihre ureigene Kraft, unterstützt die Wundheilung und erspart Ihnen das oft lang anhaltende Grübeln zu der Frage: »Habe ich etwas falsch gemacht?«.

Bachblüten bei Wochenbettdepression

Diese Mischung hat schon vielen jungen Müttern die bittere Pille der »Hormonachterbahn« zwei bis drei Tage nach der Geburt erspart. Durch die natürliche Umstellung im Hormonhaushalt ist Gefühlschaos vorprogrammiert und kann durch Logik nicht beherrscht werden. Die junge Mutter sitzt dann in Tränen aufgelöst in ihrem Bett, zutiefst überzeugt, dass sie die einzige Mutter ist, der es nicht gelingen wird, ihr Kind zu lieben, zu stillen und zu umsorgen. Sie fühlt sich ohnmächtig, unfähig, hässlich und verabscheuungswürdig. Nehmen Sie diese Wochenbettmischung:

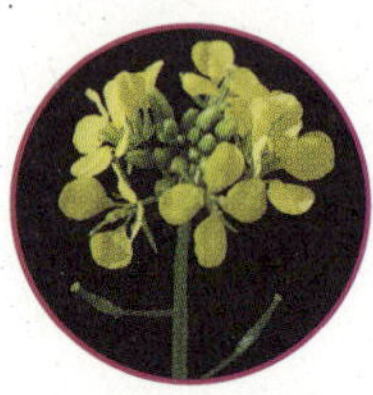

Mustard

Dunkle Wolken lösen sich auf

Mustard ist die Hauptblüte bei depressiver Verstimmung aus dem Blütenset. Wie wenn sich dunkle Wolken vor die eigentlich strahlende Sonne ziehen ... so wird das Mustard-Gefühl von Betroffenen beschrieben. Es ist die dunkle Nacht der Seele, der Nährboden von Freudlosigkeit, Übellaunigkeit und Antriebsschwäche. Mustard hilft, zurück zu einer optimistischen Lebenseinstellung zu finden, und sie fördert den Glauben an sich selbst.

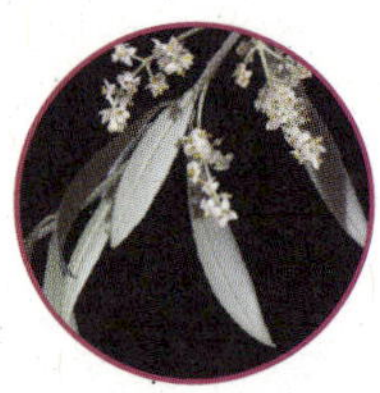

Olive

Auftanken körperlicher und seelischer Kraft

Sie ist die Blüte der Wahl bei körperlicher und seelischer Erschöpfung – ein völlig normaler Zustand nach einer Geburt und daher im Wochenbett immer angezeigt.

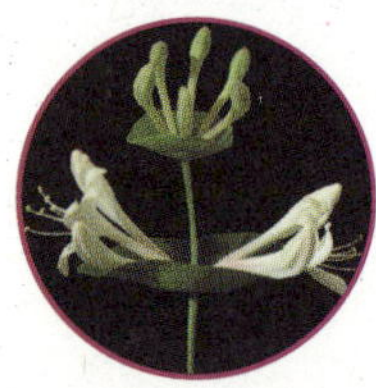

Honeysuckle

Die Vergangenheit ist vorbei

Honeysuckle hilft, den Zustand Schwangerschaft komplett abzuschließen. In manchen Frauen schwingt die Sehnsucht nach der unmittelbaren Nähe zu ihrem Kind noch lange nach und verhindert so die Freude, ihr Kind im Arm zu halten.

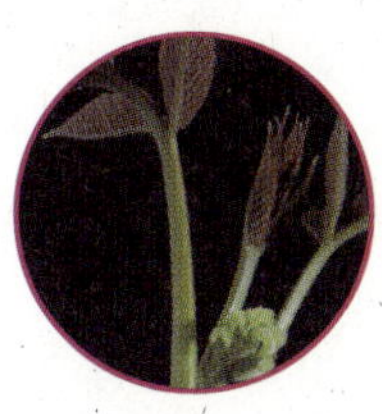

Walnut

Mit frischem Mut das neue Leben wagen

Walnut hilft, den Entwicklungsschritt in die Mutterschaft bewusst und kraftvoll zu gehen. Schwangerschaft ist ein anderer Zustand als Mutterschaft. Die junge Mutter ist oft den Einflüssen vermeintlich guter Ratschläge ausgesetzt. Alle außer ihr scheinen besser zu wissen, wie ein Neugeborenes behandelt werden soll. Jetzt braucht sie Selbstbehauptung, um ohne Zweifel ihren eigenen Weg zu finden und zu gehen. Walnut gibt Mut und Stärke für diesen neuen Entwicklungsschritt.

Weitere Bachblütenmischungen nach der Geburt

Über Schwangerschaft und Geburt wird viel berichtet – über die Zeit nach der Geburt allerdings deutlich weniger. So sind manche Frauen entsetzt, wie lange der Wochenfluss natürlicherweise bestehen kann: sechs bis

INFO

BEI NACHBLUTUNGEN

Es kann zu Nachblutungen kommen, die medizinisch abgeklärt werden müssen. Informieren Sie Ihre Hebamme.

acht Wochen. In dieser Zeit haben manche Frauen das Gefühl, permanent einen unangenehmen Geruch um sich herum zu verbreiten.

Viel häufiger ist jedoch unkontrollierbarer Milchabgang, der die junge Mutter in Verlegenheit bringt. Vermehrtes Schwitzen, das einen intensiven Geruch haben kann, kommt hinzu und ist nichts Ungewöhnliches. All diese ungewohnten Körperausscheidungen nagen am Selbstverständnis und tragen nicht zu einem glücklichen Muttergefühl bei. Zudem verzögert dieser unglückliche Gefühlszustand den schnelleren Heilungsverlauf der Geburtswege.

Mischen Sie folgende Bachblüten, um diese Zeit leichter zu meistern:

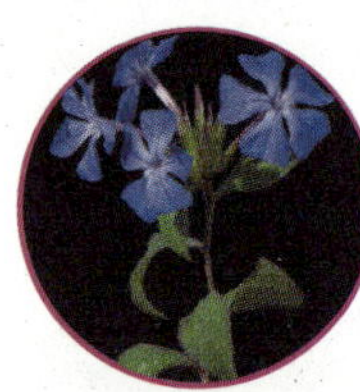

Cerato

Ich finde meinen Weg

Unsicherheit und Ratlosigkeit dominieren das Lebensgefühl.

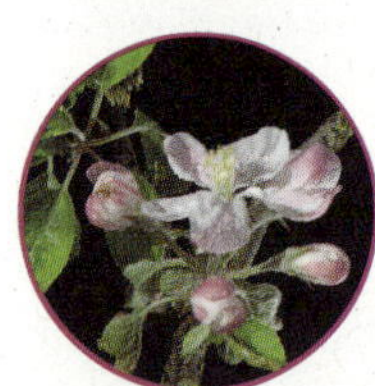

Crab Apple

Ich mag mich so, wie ich bin

Es fällt Ihnen schwer, die Vorstellungen von Sauberkeit etwas leichter und unverkrampfter zu nehmen. Sie stressen sich damit und gehen immer mehr in Anspannung. Sie ekeln sich vor sich selbst.

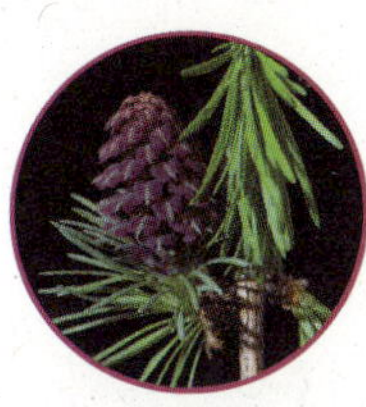

Larch

Ich habe viel geleistet

Sie leiden an Minderwertigkeitsgefühlen, Ihr Selbstwert ist gegen null gesunken.

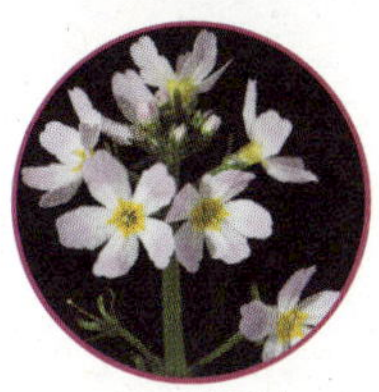

Water Violet

Ich kann Hilfe annehmen

Sie ziehen sich von der Umwelt zurück, scheuen sich, Kontakte zu pflegen. Möglicherweise gelten Sie als stolz und unnahbar. Dabei benötigen Sie gerade jetzt in der Zeit nach der Geburt Hilfe von anderen Menschen.

TIPP

Nehmen Sie zusätzlich zu oben stehender Mischung zwei Wochen lang nach der Geburt regelmäßig drei- bis viermal täglich einen Tropfen Rescue Remedy unverdünnt auf die Zunge, und speicheln Sie gut ein. Die Erfahrung über Jahre zeigt, dass Wundheilung unter Einnahme von Rescue Remedy deutlich schneller erfolgt.

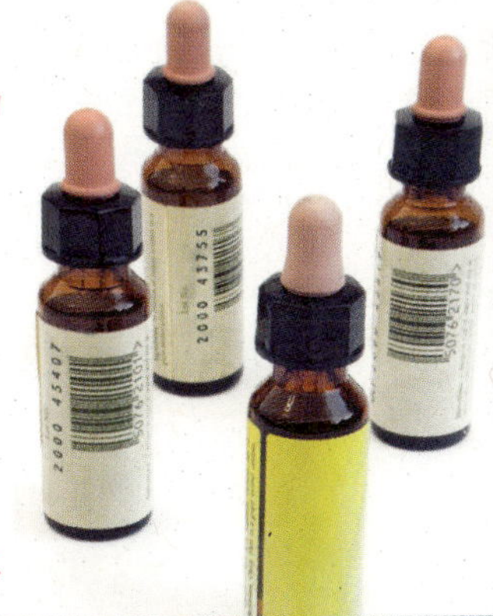

Bachblüten während der Stillzeit

Muttermilch ist die beste Nahrung für das Baby – das ist hinlänglich bekannt. Idealerweise wird ein Säugling während der ersten sechs Monate voll gestillt. Danach kann zugefüttert werden, doch ist weiteres Stillen, bis ins erste Lebensjahr hinein, die ideale Ernährung für Ihr Kind. Über die Vorteile des Stillens sind heute meist alle werdenden Mütter gut informiert.

Doch was geschieht, wenn die Mutter aus gesundheitlichen Gründen nicht stillen kann? Wenn äußere Umstände den Stillvorgang zu einer einzigen Stresszeit werden lassen? Wenn das Baby zu schwach zum kräftigen Saugen ist und daher die Muttermilch schon bald nach der Geburt versiegt? Die wichtigste Nachricht ist: keine Schuldgefühle! Sie versuchen, das Beste für Ihr Kind zu geben, mehr geht nicht.

Das Beste zu geben, bedeutet: Sie haben sich einen ruhigen, geschützten Freiraum für die Zeit des Stillens geschaffen. Eine Betreuung der älteren Geschwister ist organisiert, und Sie machen sich schon in der Schwangerschaft mit Entspannungs- und Aufmerksamkeitsübungen vertraut.

Stillen ist ein sehr intimer Kontakt zwischen Mutter und Kind. Das Kind nimmt jede positive wie negative Gefühlsregung der Mutter wie seine eigene Empfindung wahr. Und die Mutter weiß ohne Worte, was ihr Baby im Augenblick braucht.

Bachblüten sind wertvolle Helfer, um die Stillzeit zu einer der schönsten Erinnerungen für die Mutter werden zu lassen, und für das Baby schafft sie ein starkes Vertrauensfundament für spätere Jahre.
Hier eine Auswahl an Bachblüten bei den häufigsten Schwierigkeiten der Stillperiode:

Verzögertes Einschießen der Muttermilch

Das Kolostrum, die Vormilch, wird unmittelbar nach der Geburt über drei bis fünf Tage in unterschiedlicher Zusammensetzung gebildet und hilft dem Baby, seine ersten Abwehrkräfte aufzubauen. Danach kommt es zur Bildung der normalen Muttermilch. Ruhe, Geduld und keinerlei Zeitdruck unterstützen diesen für das Kind wichtigen Vorgang.
Mischen Sie folgende Bachblüten, wenn der Einstieg in ein reibungsloses Stillen ungewöhnlich lange dauern sollte (mehr als zehn Tage). Nehmen Sie diese Mischung, bis Sie keine Zweifel mehr hegen, dass Sie stillen können:

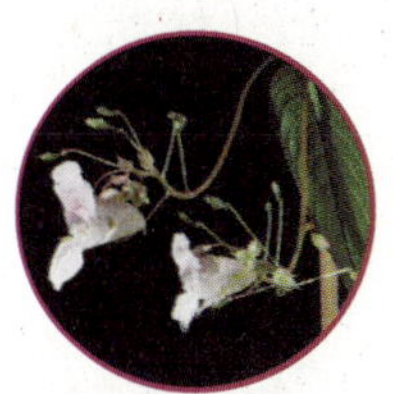

Impatiens

Alles zu seiner Zeit

Die eigene Ungeduld steht Ihnen im Wege – möglicherweise auch die von gestresstem Klinikpersonal. Aber auch zu Hause können Angehörige/Freunde mit der Frage: »Und, trinkt es schon?«, die junge Mutter aus der

Fassung bringen, Ihre Ungeduld steigern und somit den Stillvorgang weiter verzögern. Es ist eine gute Idee, diese Blüte auch denen zu verabreichen, die der stillenden Mutter helfen wollen. Nicht nur eine geduldige Mutter, auch eine entspannte Umgebung sind in den ersten Tagen des Stillens die optimale Unterstützung.

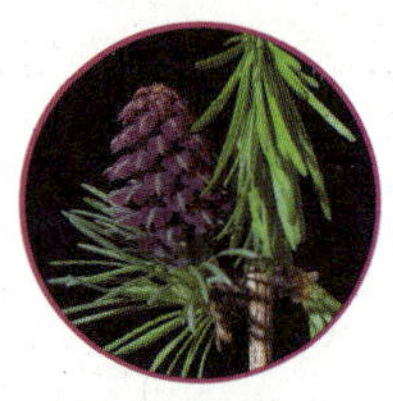

Larch

Ich kann und werde es schaffen

Sie sind überzeugt, dass Sie es wieder einmal nicht schaffen werden. Selbstbewusstsein wird bei Ihnen kleingeschrieben. Anderen Menschen trauen Sie verschiedene Fähigkeiten zu, nur bei sich selbst kommen Ihnen immer wieder Zweifel.

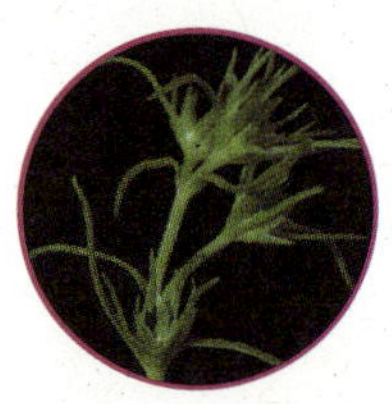

Scleranthus

Ich tue, was für mich stimmt

Wenn Sie ehrlich zu sich sind, hegen Sie in Ihren hintersten Gedankenwinkeln immer noch Zweifel, ob Sie wirklich stillen wollen. Die Vorteile des Stillens sind Ihnen bewusst. Sie haben keine überzeugenden Argumente dagegen, aber … Dieses Aber behindert das reibungslose Stillen. Für uns Menschen einer technisierten, der Logik verschriebenen Welt ist es eine ungewohnte, irritierende Erfahrung, wie auch verborgene Gedanken unsere Körperreaktionen beeinflussen.

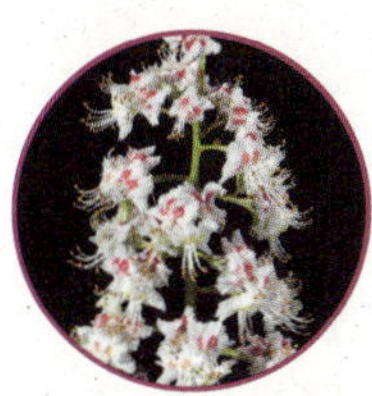

White Chestnut

Ich finde die Ruhe in mir

Diese Blüte hilft Ihnen, allzu vieles Nachdenken einzudämmen. Ihr Gedankenstrom wird stiller, beruhigt sich, Sie können sich mehr auf Ihr Körpergefühl einlassen und dessen feinere Regungen wahrnehmen. Ihr Baby wird dankbar darauf reagieren.

Erschöpfung der stillenden Mutter

Für junge Mütter ist es frustrierend, wie lange der Erschöpfungszustand nach der Geburt anhalten kann. Sie wollen für Ihr Kind, für den Partner und den Rest der Familie wieder voll im Einsatz sein, doch Sie sind so unendlich müde. Neben eventuell erforderlicher medikamentöser Unterstützung (Blutarmut, Vitamin- und Eisenmangel) helfen Bachblüten, den Erschöpfungszustand schneller aufzulösen.

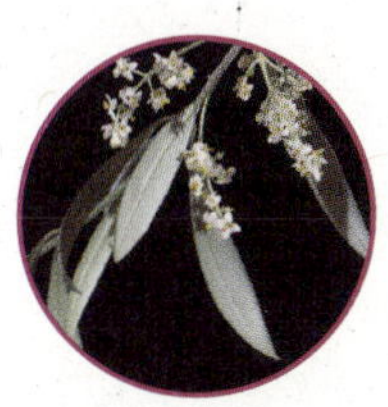

Olive

Ich finde neue Kraft in mir

Sie ist die Hauptblüte bei körperlicher und seelischer Erschöpfung und einer jungen Mutter in den ersten sechs bis acht Wochen der Stillzeit immer zu empfehlen. Damit fällt es ihr leichter, herauszufinden, wie sie Stillzeiten und eigene Erholungsphasen am besten vereinbaren kann. Olive kann nach Bedarf mit folgenden Bachblüten ergänzt werden:

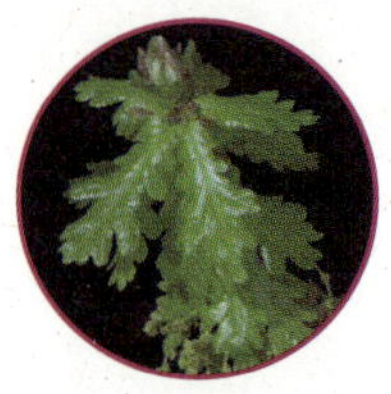

Oak

Ich leiste genug

Bestimmend ist Erschöpfung, die durch einen zu hohen Leistungsanspruch an sich selbst ausgelöst wird.

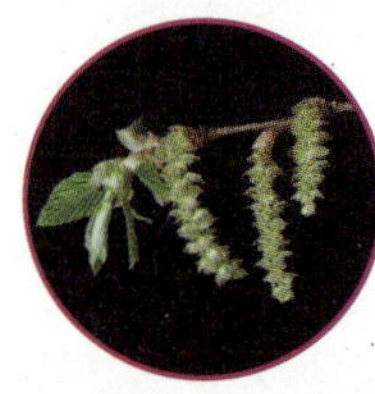

Hornbeam

Meine innere Weisheit leitet mich

Die Blüte hilft bei mentaler Erschöpfung, dem ständigen Gefühl, überfordert zu sein, auch wenn hierfür objektiv kein Grund besteht. Die stillende Mutter hat die Tendenz, sich immer wieder durch Bücher oder im Internet zu informieren. Sie kann sich nicht auf ihr innerstes Gefühl zum Stillen einlassen. Diese Haltung laugt aus und vermittelt das permanente Gefühl, nicht genug zu wissen.

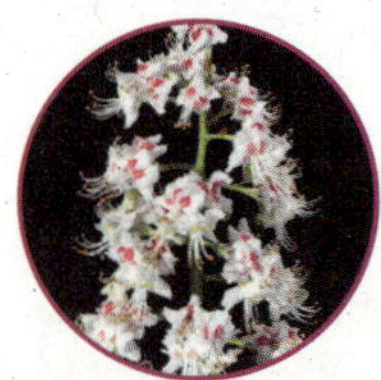

White Chestnut

Ich halte das Gedankenkarussell an

Die Betroffene denkt zu viel nach. Das ständige Denken blockiert die Fähigkeit zu entspannen und verhindert dadurch die natürliche Erholung. Die stillende Mutter wird immer unfähiger, zur Ruhe zu kommen, und der Stillvorgang gestaltet sich immer schwieriger.

Das müde Baby

Auch das Neugeborene ist nach der Geburt müde und erschöpft, das ist ganz natürlich und verständlich, wenn man sich überlegt, wie anstrengend der Weg für den kleinen Erdenbürger war. Wenn sich seine Müdigkeit jedoch über mehrere Tage ausdehnt und es beim Stillen nur sanft nuckelt und keinen kräftigen Saugreflex zeigt, dann wird folgende Blüte für mehr Kraft sorgen:

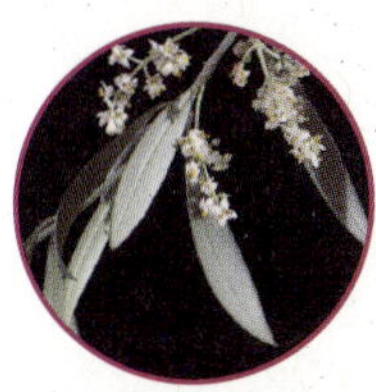

Olive

Überwindet die Erschöpfung

Reiben Sie einen Tropfen Olive zwei- bis dreimal täglich um den Bauchnabel des Kindes im Uhrzeigersinn in die Haut ein. Der alleinige Einsatz von Olive ist für ein gesundes Neugeborenes ausreichend, um die erforderliche Saugkraft beim Stillen aufzubringen.

Das Stillen will nicht klappen

Sie sind nicht mehr müde. Sie haben alles getan, um die natürliche Erschöpfung nach der Geburt aufzulösen und dennoch – das Stillen will nicht so recht klappen. Welche der hier beschriebenen Blüten spricht Sie am meisten an? Wählen Sie eine bis maximal drei Blüten für Ihre Mischung, und nehme Sie diese drei- bis viermal über den Tag verteilt regelmäßig über mindestens drei Wochen ein:

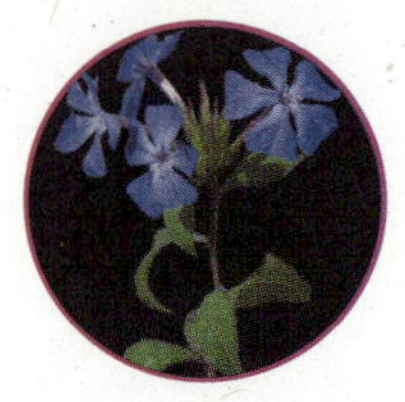

Cerato

Ich vertraue meinem Wissen

Cerato hilft bei mangelndem Vertrauen in die eigene Intuition. Sie fragen die Hebamme, die Familienmitglieder und Freundinnen ständig um Rat, obwohl Sie selbst gut informiert sind. Cerato fördert das Selbstvertrauen und lässt Sie über Ihre selbst auferlegten Begrenzungen hinauswachsen.

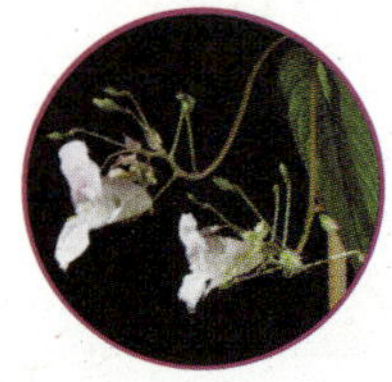

Impatiens

Ich bringe Ruhe hinein

Impatiens ist geeignet bei nervöser Unruhe und dem Gefühl, ständig gehetzt zu sein. Daraus resultiert, dass vieles zweimal getan werden muss, da es zunächst nur oberflächlich erledigt wurde, was Ursache weiterer Hektik ist. Eine Negativspirale, die vor allem in der Stillzeit sehr kontraproduktiv ist. Impatiens hilft zu mehr Geduld und Besonnenheit. Dadurch findet die Mutter für sich und ihr Baby mehr Zeit und auf diese Weise den ganz persönlichen Stillrhythmus – ein Segen für beide.

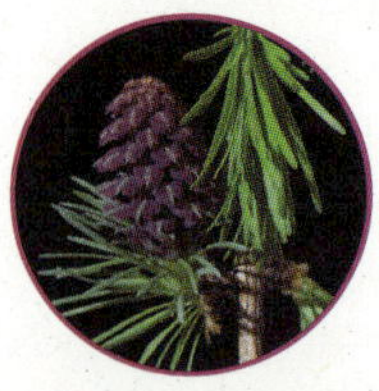

Larch

Ich kann das

Wenn Fehlschläge von vornherein erwartet werden ... Diese Blüte hilft, Zweifel am Stillenkönnen zu lösen, sie stärkt Selbstvertrauen und Selbstsicherheit. »Ich kann das!«, wird zu Ihrem Motto – auch in anderen Lebensbereichen.

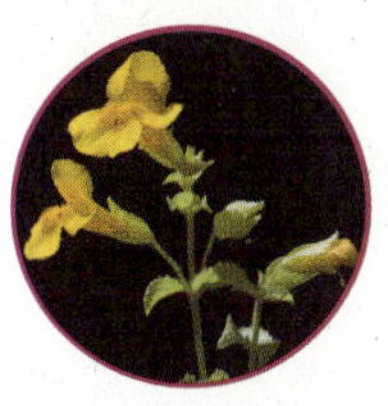

Mimulus

Ich finde immer einen Ausweg

Mimulus hilft bei Unsicherheit aufgrund von den unterschiedlichsten, jedoch konkret benennbaren Ängsten, wie z. B. vor einer Brustentzündung oder nach dem Stillen keine schönen Brüste mehr zu haben. Angst, dass das Baby nicht satt wird, die Muttermilch möglicherweise durch Umweltbelastungen kontaminiert ist ... Mimulus eignet sich vor allem für Menschen, die vor jeder neuen Lebenserfahrung in Sorge sind.

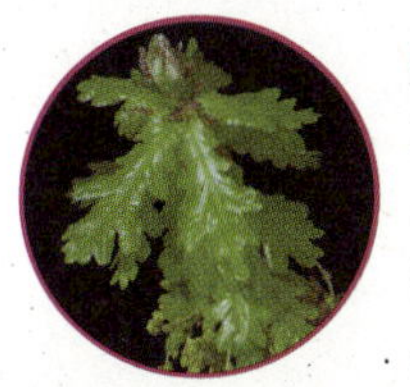

Oak

Ich bin anpassungsfähig

Die Nacken- und Schultermuskulatur ist verspannt, und dennoch versuchen Sie immer wieder, die perfekte Stillhaltung einzunehmen. Sie lehnen angebotene Hilfe ab, glauben, alles allein zu schaffen ... Oder Sie sind der Meinung, dass nur Sie allein wissen können, wie Haushalt, Kinderpflege und all die täglichen Anforderungen korrekt zu bewältigen sind. Oak hilft zu mehr Kompromissbereitschaft, um flexibler auf die Anforderungen des alltäglichen Lebens zu reagieren.

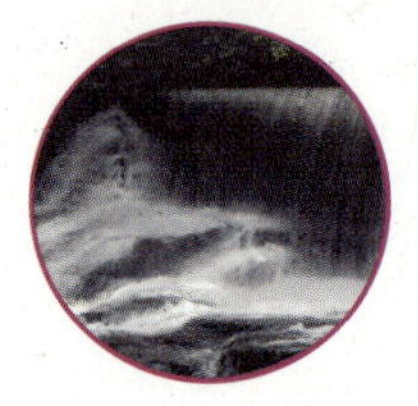

Rock Water

Ich bin zur rechten Zeit am rechten Ort

Diese Blüte ist angezeigt, wenn Sie während des Stillens nicht aufhören können, an all die Aufgaben zu denken, die Sie in den nächsten Stunden noch erledigen wollen. Dabei legen Sie sich für jede Aufgabe einen straffen Zeitplan zurecht und sind von sich enttäuscht, wenn Sie diesen nicht einhalten können. Obwohl Sie müde sind, versuchen Sie, es allen Familienmitgliedern, neben der Pflege des Neugeborenen, recht zu machen.

Starthilfe für das neue Leben

Das Neugeborene darf schon während seiner ersten Lebenstage mit Bachblüten begleitet werden. Es empfiehlt sich, von der zutreffenden Bachblüte einen Tropfen drei- bis viermal täglich um den Bauchnabel im Uhrzeigersinn einzumassieren. Bei Neugeborenen ist die Anwendung einer einzelnen Blüte meist ausreichend. Wählen Sie unter nachfolgenden Blüten:

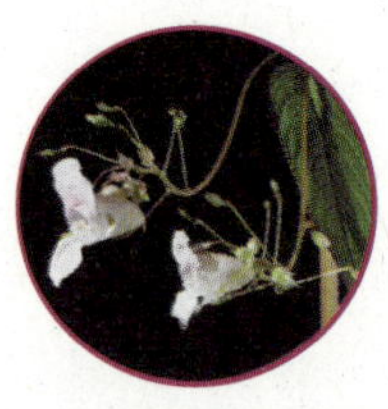

Impatiens

Ich beruhige

Diese Blüte empfiehlt sich bei sehr großer Unruhe. Das Baby zappelt, windet sich, ist auch mit Tragen nicht zu beruhigen, selbst beim Stillen dreht es sich hin und her.

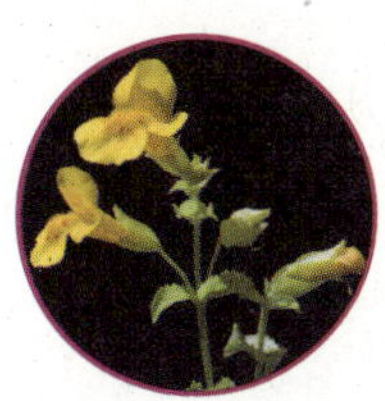

Mimulus

Ich tröste

Das Baby wimmert ständig oder schreckt aus dem Schlaf hoch, schreit und weint laut, lässt sich nicht beruhigen. Auch heftiges Anklammern an die Mutterbrust oder an erreichbare Kleidungsstücke lassen an diese Angst lösende Bachblüte denken.

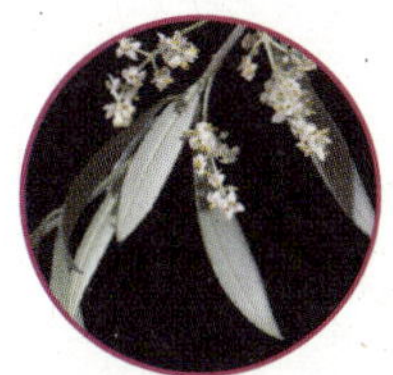

Olive

Ich stärke

Babys, die Olive benötigen, scheinen ständig zu schlafen, sind trinkfaul, haben schwache Saugreflexe und wenig Körperspannung – sie »hängen durch«.

Ankunft im Elternhaus

Sie kommen mit dem Neugeborenen nach Hause. Für den Winzling der nächste große Schritt ins Unbekannte? Stimmt nicht ganz. Die Geräusche des Familienalltags sind ihm vom Mutterbauch her vertraut. Wenn Sie z. B. während der Schwangerschaft ein harmonisches Musikstück zur eigenen Entspannung öfters hörten, wird mit hoher Wahrscheinlichkeit Ihr Neugeborenes mit Entspannung auf diese Musik reagieren. Gänzlich neu für den Nachwuchs sind jedoch die Licht- und Temperaturverhältnisse und das familiäre Mikrobiom. Darunter sind Bakterien zu verstehen, die in unserer Umwelt mit uns harmonisch leben, die sogar für unser Wohlergehen erforderlich sind. Von Haushalt zu Haushalt treten sie in unterschiedlicher Kombination auf, sind sozusagen ein »Fingerabdruck der Familie«. Jetzt lernt Ihr Baby sein Fitnessstudio zum Aufbau seiner Abwehrkraft kennen. Um ihm diese herausfordernde und notwendige Aufgabe zu erleichtern, wählen Sie je nach Bedarf unter folgenden Bachblüten zum Einmassieren um den Bauchnabel:

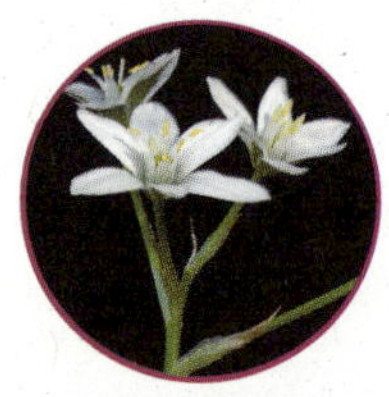

Star of Bethlehem

Wenn alles ungewohnt ist

Diese Blüte ist für ein Neugeborenes das Mittel der Wahl, wenn das Elternhaus fröhlich-laut und turbulent ist. Geschwisterkinder und erwachsene Familienangehörige sind mit ihren Stimmen ständig präsent. Dies kann für den kleinen Neuzugang zunächst ein akustischer Schock sein, da es diese Lautstärke bisher nicht kannte.

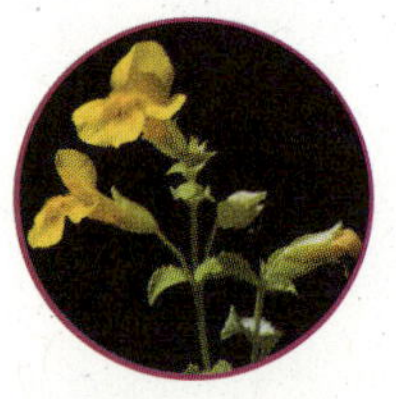

Mimulus

Wenn alles erschreckend neu ist

Mimulus ist insbesondere bei Erstgeborenen angezeigt, deren Eltern noch sehr darauf bedacht sind, alles richtig zu machen. Ihre ängstliche Haltung überträgt sich auf das Kind. Mimulus ist selbstverständlich auch für die frischgebackenen Eltern geeignet.

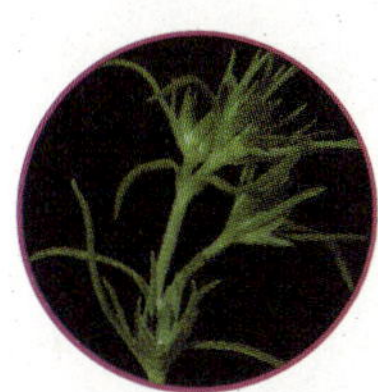

Scleranthus

Wenn nichts so richtig passt

Das Baby ist nicht zufriedenzustellen. Es wimmert, weint und ist ganz offensichtlich mit sich und der Welt unzufrieden. Scleranthus hilf dem jungen Erdenbürger, ganz und gar in unserer Welt anzukommen.

Unruhige Nächte

Zunächst müssen wir uns bewusst machen, dass es für ein Neugeborenes erforderlich ist, die Nacht nicht durchzuschlafen. Nächtliches Stillen regt die Milchproduktion der Mutter an und fördert somit das Wachstum des Kindes. Zudem existiert für einen Säugling der Tag-Nacht-Rhythmus nicht. Es kann viele Monate dauern, bis das Kind seinen Schlafrhythmus findet. Wenn das Baby beginnt durchzuschlafen, bedeutet dies noch nicht, dass auch die Eltern genügend Schlaf abbekommen. Wenn z. B. ein Einjähriges schon acht Stunden am Stück schlafen kann – dann ist es nichts Ungewöhnliches, wenn es gegen 3 Uhr morgens putzmunter ist, ging es doch gegen 19 Uhr zu Bett. Es ist für die Eltern definitiv eine sehr herausfordernde Zeit, die an die Nerven geht, zu Anspannung, Gereiztheit und auch Mutlosigkeit führt. Es ist daher sinnvoll, dass bei Säuglingen, die noch sehr kurze Schlaf- und lange Wachphasen haben, die Eltern zu den Bachblüten greifen. Ruhige, gelassene Mütter

und Väter ermöglichen ihrem Kind viel schneller, einen stabilen Wach-Schlaf-Rhythmus zu finden.
Die hier beschriebenen Bachblüten sind also in erster Linie für die Eltern gedacht. Sie können eine Blüte wählen, aber auch mehrere Blüten (maximal drei) zusammenmischen.

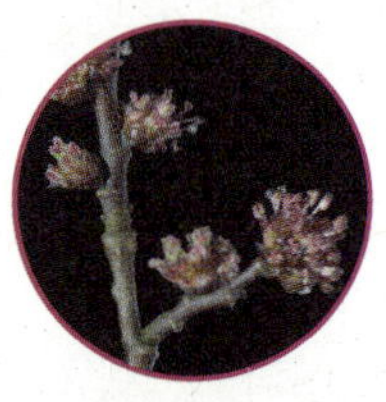

Elm

Wenn alles zu viel wird

Der Schlafmangel führt zu einem akuten Überforderungsgefühl. Sie haben Angst zusammenzubrechen, sind überzeugt, diese Zeit nicht durchstehen zu können.

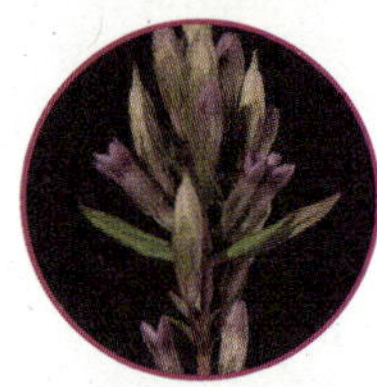

Gentian

Wenn der Mut sinkt

Sie sind entmutigt. Es ging doch schon mal so gut – und jetzt schläft das Baby schon wieder nicht durch ... Sie zweifeln an Ihrer Fähigkeit, den kleinen Spross ins Leben begleiten zu können. Jetzt würden Sie am liebsten weglaufen.

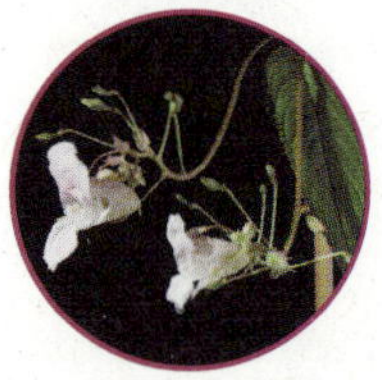

Impatiens

Wenn die Geduld ausgeht

Wann wird das endlich was mit dem Durchschlafen? Sie sind gereizt, entnervt, Ihre Stimme wird laut und schrill, und das Baby schreit und wird immer unruhiger.

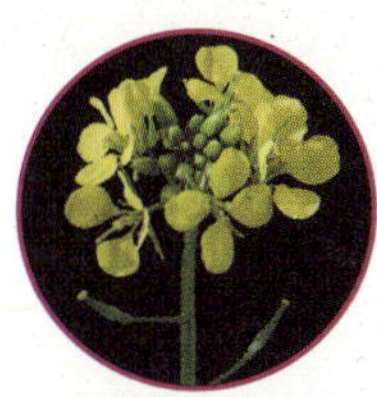

Mustard

Wenn alles dunkel wird

Mustard hilft bei depressiven Verstimmungen aufgrund von Schlafmangel. Sie schleichen freudlos durch den Tag. Alles wird Ihnen zu viel. Sie haben sich alles anders vorgestellt.

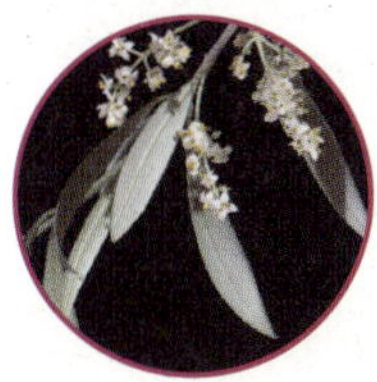

Olive

Wenn die Kraft ausgeht

Die Energieblüte ist jetzt ganz wichtig und hilft bei Erschöpfung körperlicher wie seelischer Art.

Darmkoliken

Eine vollständig ausgereifte Darmflora hat Ihr Kind erst zwischen dem zweiten und dritten Lebensjahr entwickelt. Die ersten Wochen und Monate sind die härteste Aufbauphase, oft treten kolikartige Schmerzen auf. Neben schulmedizinischer und/oder naturheilkundlicher Hilfe sind Bachblüten eine zusätzliche Erleichterung für Mutter und Kind.

Rescue Remedy

Die Erste Hilfe

Diese Blüte hilft der Mutter bei innerlicher Einnahme, ruhig und gefasst zu bleiben. Für den Säugling zur Einreibung um den Bauchnabel während der Schreiphasen, um leichter zu entkrampfen und zur Entspannung zu kommen. Rescue kann bei sehr starker Verkrampfung mit folgenden Bachblüten kombiniert werden:

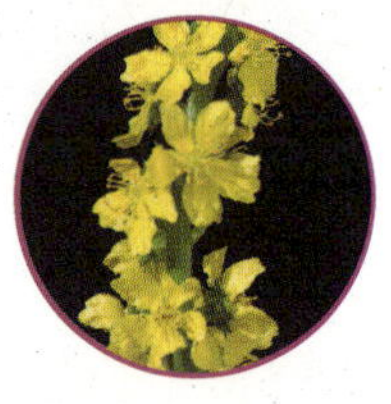

Agrimony

Zur Auflockerung

Die Blüte entspannt Mutter und Kind auf körperlicher wie seelischer Ebene und ist angezeigt, wenn die Mutter dazu erzogen wurde, »Haltung zu bewahren«, die bei ihr jetzt zu verspannter Nacken- und Rückenmuskulatur führt.

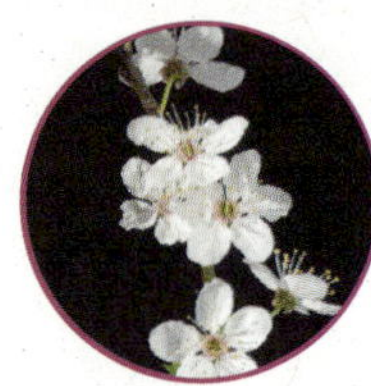

Cherry Plum

Zur Beruhigung

Beruhigt in Situationen, wo das Maß des Erträglichen überschritten zu sein scheint. Die Mutter hat das Gefühl, kurz vor einem Schreikrampf zu stehen, und das Baby reagiert mit immer noch stärkeren Bauchkoliken.

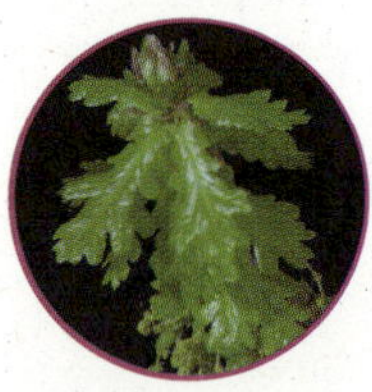

Oak

Zur Entspannung

Die Mutter verlangt von sich mehr, als sie leisten kann. Es fällt ihr nach wie vor schwer, Aufgaben abzugeben oder abzulehnen. Dies führt bei ihr zu körperlicher wie seelischer Anspannung und überträgt sich auf den Säugling.

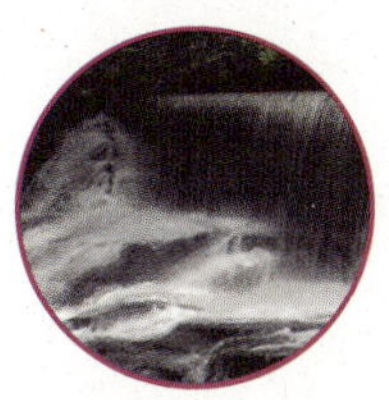

Rock Water

Zum Loslassen

Die Mutter hat grundsätzlich eine sehr hohe Selbstdisziplin. Hat sie ihr Ziel erreicht, schenkt dies jedoch keine Zufriedenheit und Entspannung. Sie sieht sofort ihre nächste Aufgabe. Diese Haltung führt zu einem Dauerspannungszustand, den der Säugling aufnimmt und durch vermehrte Verkrampfung im Bauchbereich ausdrückt.

Die ersten Zähne

Der Durchbruch der ersten Zähne ist eine herausfordernde (manchmal belastende) Zeit, für die Eltern wie für den Säugling gleichermaßen. Einige Kinder gehen nahezu problemlos durch diese Phase, andere sind regelrecht krank, mit Fieber, Schmerzen und wochenlangem »von der Rolle« sein. Hier sind Bachblüten das Mittel der Wahl, um die Zahnungsphase zu erleichtern und Eltern wie Kind wieder einen Alltag voller Freude, Spiellust und ruhiger Erholungspausen zu ermöglichen.

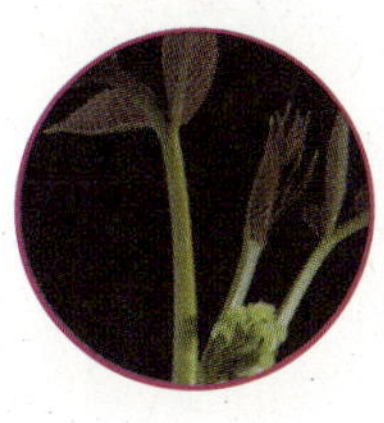

Walnut

Wir schaffen den Durchbruch

Sie ist die wichtigste Bachblüte für Babys während der Zahnungsphase. Sie wird als die Blüte bezeichnet, die den

Durchbruch schafft – buchstäblich auch auf der Ebene des Zahndurchbruchs. Unter- und Oberkiefer des Kindes können mit einem Tropfen der Bachblüte eingerieben werden, und zusätzlich geben Sie mehrmals täglich einen Tropfen aus der Stockbottle in Getränke wie Wasser oder Kräutertee.

Rescue Remedy

Wir helfen immer

Walnut wird mit Rescue kombiniert, wenn die Zahnungsphase extrem stark verläuft. Dies geschieht häufig bei den Eckzähnen und/oder wenn mehrere Zähne gleichzeitig durchbrechen.

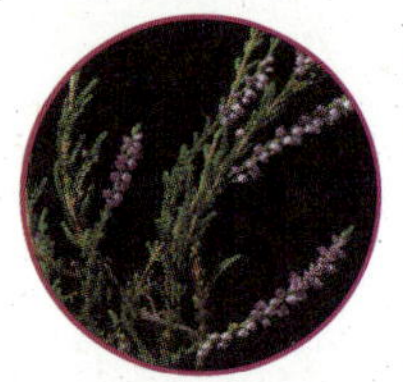

Heather

Wir stehen auf eigenen Füßen

Sie ist als Ergänzungsblüte angezeigt, wenn das Kind während dieser Phase extrem an Mutter oder Vater klammert, nicht vom Arm will und deren gesamte Aufmerksamkeit einfordert.

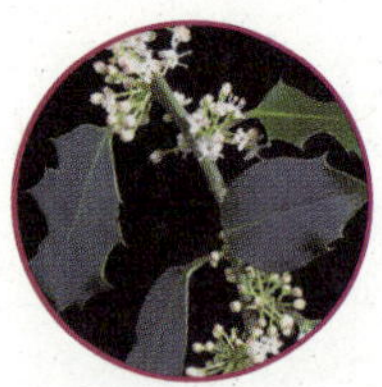

Holly

Wir entspannen uns etwas

Holly wird mit Walnut gemischt, wenn das Kind während der Zahnung mit Wut und Zorn reagiert, Gegenstände auf den Boden wirft und untröstlich ist.

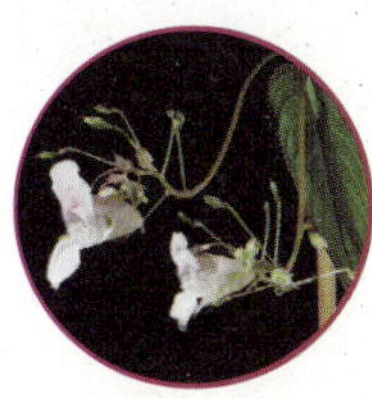

Impatiens

Wir lassen uns die nötige Zeit

Die Blüte wird mit Walnut gemischt, wenn das Kind mit Unruhe und Zappeligkeit in der Zahnungsphase reagiert.

Kleine Verletzungen

Verletzungen gehören zum Kinderalltag. So werden die Grenzen, insbesondere die körperlichen Abgrenzungen, zwar schmerzhaft – aber schnell erlernt. Sie können Ihrem kleinen Sprössling diese notwendigen Lernerfahrungen mit Bachblüten aber deutlich leichter machen.

Rescue Remedy

Sie ist bei allen Verletzungen, ob körperlicher oder seelischer Natur, in Form von Tropfen und/oder Salbe das Mittel der Wahl. Verdünnen Sie zwei bis vier Tropfen Rescue Remedy in einem Glas Wasser und lassen das Kind diese schluckweise trinken. Je nach Schwere der Verletzung können die Rescue-Tropfen einmalig oder bis zu viermal täglich gegeben werden.
Die Rescue-Salbe wird mehrmals täglich auf die Verletzung aufgetragen und sollte bei den ersten Laufversuchen mit Beulen-Folge immer zur Hand sein. Die Salbe wird nicht in offene Wunden aufgetragen. In diesem Falle wird nahe der Wunde die Haut dünn mit Rescue-Salbe behandelt, die Tropfen werden innerlich verabreicht.

Literaturverzeichnis

Sandra Beck
Yoga in der Schwangerschaft. Kartenset
Mankau Verlag 2013

Götz Blome
Das neue Bach-Blüten-Buch
VAK Verlag 2004

Prof. Dr. Ingrid Gerhard und Dr. Barbara Rias-Bucher
Richtig ernähren in Schwangerschaft und Stillzeit
Mankau Verlag 2016

Anna Elisabeth Röcker
Heilen mit Bachblüten. Kompakt-Ratgeber
Mankau Verlag 2014

Anna Röcker und Raffaela Sirtoli
Heilen mit Bachblüten. Das Kartenset
Mankau Verlag 2017

Mechthild Scheffer
Die Original Bachblütentherapie für Einsteiger
Irisiana Verlag 2013

Angelika Gräfin Wolffskeel
Schüßler-Salze für Kinderwunsch, Schwangerschaft und Geburt
Mankau Verlag 2011

Portal für bewusste Schwangerschaft und Geburt

FlowBirthing steht für den Aufbruch in eine neue Geburtskultur: Werdende Mütter und Väter werden auf dem Weg zu einer selbstbewussten, natürlichen und freudvollen Geburt unterstützt. So entstand ein Forum für den persönlichen Austausch und ein professionelles Angebot an Dienstleistungen rund um Kinderwunsch, Schwangerschaft und Geburt.

www.flowbirthing.de

Register

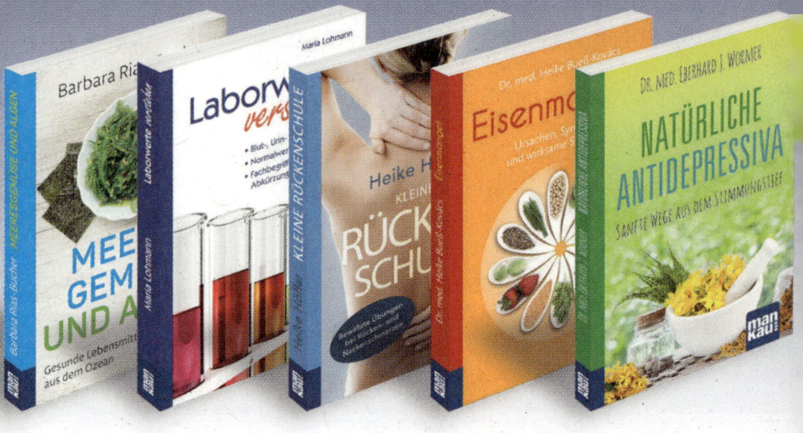

Auswahl aus unserer Kompakt-Reihe:

Baur/Thurner: **Die besten Pilates-Übungen**
ISBN 978-3-86374-272-0

Bloos: **Heilsteine**
ISBN 978-3-86374-311-6

Bueß-Kovács: **Eisenmangel**
ISBN 978-3-86374-290-4

Donhauser: **Vegan kompakt**
ISBN 978-3-86374-252-2

Frohn: **Das kleine Buch der Hausmittel**
ISBN 978-3-86374-264-5

Hätscher-Rosenbauer: **Kleine Augenschule**
ISBN 978-3-86374-314-7

Harnisch: **Moringa oleifera**
ISBN 978-3-86374-193-8

Höfler: **Energiequelle Beckenboden**
ISBN 978-3-86374-420-5

Höfler: **Kleine Rückenschule**
ISBN 978-3-86374-329-1

Li/Klitzner: **Heiltees**
ISBN 978-3-86374-184-6

Lohmann: **Laborwerte verstehen**
ISBN 978-3-86374-158-7

Alles auf einen Blick:
www.gesundheit-kompakt.info

Merz: **Rauhnächte**
ISBN 978-3-86374-416-8

Neumayer: **Heilen mit Zahlen**
ISBN 978-3-86374-208-9

Neumayer: **Multitalent Zink**
ISBN 978-3-86374-317-8

Reik: **Sicher als Frau**
ISBN 978-3-86374-299-7

Reik: **Tai Chi für zwischendurch**
ISBN 978-3-86374-377-2

Reim: **Faszien**
ISBN 978-3-86374-287-4

Reim: **Taping**
ISBN 978-3-86374-361-1

Reim: **Thera-Band**
ISBN 978-3-86374-426-7

Rias-Bucher: **Garten-Smoothies**
ISBN 978-3-86374-199-0

Rias-Bucher: **Keimlinge und Sprossen**
ISBN 978-3-86374-364-2

Rias-Bucher: **Smoothies für Körper, Geist und Seele**
ISBN 978-3-86374-164-8

Röcker: **Heilen mit Bachblüten**
ISBN 978-3-86374-161-7

Schwinghammer: **Knigge kompakt**
ISBN 978-3-86374-258-4

Sommer: **Sven Sommers Homöopathische Haus- und Reiseapotheke**
ISBN 978-3-86374-010-8

Spitz/Grant: **Vitamin D**
ISBN 978-3-86374-178-5

Straubinger: **Säure-Basen-Balance**
ISBN 978-3-86374-255-3

Winter: **Abnehmen ist leichter als Zunehmen**
ISBN 978-3-86374-126-6

Wolffskeel: **Die 12 Salze des Lebens**
ISBN 978-3-86374-129-7

Wormer: **Bluthochdruck**
ISBN 978-3-86374-380-2

Wormer: **Diabetes**
ISBN 978-3-86374-383-3

Wormer: **Fibromyalgie**
ISBN 978-3-86374-211-9

Wormer: **Hashimoto**
ISBN 978-3-86374-175-4

Wormer: **Natürliche Antidepressiva**
ISBN 978-3-86374-423-6

Wormer: **Tinnitus**
ISBN 978-3-86374-275-1

Unsere Bücher erhalten Sie bei Ihrem Buchhändler! Besuchen Sie auch unsere Internetseite mit Bestellmöglichkeit, Internetforum, Leseproben, Veranstaltungstipps und Newsletter: **www.mankau-verlag.de**

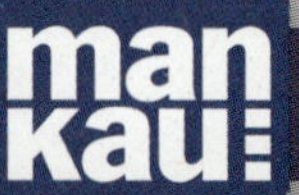